全国中医药行业高等教育"十四五"规划教材
全国高等中医药院校规划教材(第十一版) 配套用书

老年护理学学习指导及习题集

(供护理学专业用)

主 编 王 燕(天津中医药大学)
高 静(成都中医药大学)

中国中医药出版社
·北京·

图书在版编目（CIP）数据

老年护理学学习指导及习题集 / 王燕，高静主编. —
北京：中国中医药出版社，2022.8（2025.10 重印）
全国中医药行业高等教育"十四五"规划教材配套用书
ISBN 978-7-5132-7702-0

Ⅰ.①老… Ⅱ.①王… ②高… Ⅲ.①老年医学–
护理学–高等学校–教学参考资料 Ⅳ.①R473

中国版本图书馆 CIP 数据核字（2022）第 125907 号

中国中医药出版社出版

北京经济技术开发区科创十三街 31 号院二区 8 号楼
邮政编码　100176
传真　010-64405721
三河市同力彩印有限公司印刷
各地新华书店经销

开本 787×1092　1/16　印张 7.5　字数 163 千字
2022 年 8 月第 1 版　2025 年 10 月第 3 次印刷
书号　ISBN 978-7-5132-7702-0

定价　30.00 元
网址　www.cptcm.com

服 务 热 线　010-64405510
购 书 热 线　010-89535836
维 权 打 假　010-64405753

微信服务号　zgzyycbs
微商城网址　https://kdt.im/LIdUGr
官 方 微 博　http://e.weibo.com/cptcm
天猫旗舰店网址　https://zgzyycbs.tmall.com

如有印装质量问题请与本社出版部联系（010-64405510）

全国中医药行业高等教育"十四五"规划教材
全国高等中医药院校规划教材（第十一版）配套用书

《老年护理学学习指导及习题集》编委会

主　　编　王　燕（天津中医药大学）
　　　　　高　静（成都中医药大学）
副 主 编　（以姓氏笔画为序）
　　　　　刘　伟（辽宁中医药大学）
　　　　　孙建萍（山西中医药大学）
　　　　　何桂娟（浙江中医药大学）
　　　　　宋　洁（山东中医药大学）
　　　　　张　华（南京中医药大学）
　　　　　张　敏（黑龙江中医药大学）
　　　　　郭　红（北京中医药大学）
编　　委　（以姓氏笔画为序）
　　　　　李晓伟（陕西中医药大学）
　　　　　杨　芬（湖北中医药大学）
　　　　　杨　静（成都中医药大学）
　　　　　胡　燕（天津中医药大学）
　　　　　娄方丽（贵州中医药大学）
　　　　　晋溶辰（湖南中医药大学）
　　　　　郭　趣（云南中医药大学）
　　　　　董　雪（长春中医药大学）
　　　　　程康耀（上海中医药大学）
　　　　　魏　琳（广州中医药大学）
秘　　书　李新帝（天津中医药大学）
　　　　　杨　静（成都中医药大学）

编写说明

　　本书是全国中医药行业高等教育"十四五"规划教材《老年护理学》配套用书。随着我国老年人口的快速增长,老龄化社会已经成为我国的基本国情。我国的老龄事业蓬勃发展,在护理高等教育中,老年护理教育也日臻完善,其中老年护理教材建设起到了重要的作用。编写此配套用书的目的是帮助学生更好地掌握教材的基本知识和特点,并在老年护理实践中得到应用,本书也可作为教师的教学参考书或供其他方向护理专业的学生使用。

　　本书各章遵照《老年护理学》的章节排序,章名亦相同。每章分为两个部分。第一部分学习指导在对知识的内在联系进行梳理的基础上,列出相关章节的学习目标、学习重点和难点。使学生在学习教材后,再通过对本书的重点难点的梳理,抓住关键,强化所学知识。第二部分为习题,此部分力求少而精,力争覆盖知识点,注重体现老年人的生理及心理特点、健康问题的临床表现、护理诊断、护理措施等内容。题型包括选择题、名词解释、填空题、简答题和论述题,其中选择题采用护士执业资格考试的题型分为 A1、A2、B 三种题型;论述题中有机地融入了课程思政的内容。

　　本书的编者均参与编写《老年护理学》教材中相对应的章节,故熟悉教材的编写思路和内容,有利于本书的顺利编写。衷心希望本书能为广大读者学习老年护理学带来帮助,不足之处敬请提出宝贵意见,以便再版时修订提高。

《老年护理学学习指导及习题集》编委会

2022 年 7 月

目 录

第一章 绪 论 ▷▷▷▷

学习指导

绪论是本课程的开篇，学生通过学习人口老龄化、老龄化社会及老年护理学的相关概念，在了解国内外老龄化特征与趋势、老年护理及老年护理学发展历程的基础上，更多地关注我国老年事业的发展和政府的相关政策等。在学习和生活实践中深入体会老年人的身心特点、生活需求及社会支持状况。熟悉老年护理学的发展历程，掌握老年护理学的研究范畴、护理原则及护理目标。能从老年护理学的视角，研究老年人的健康问题，满足老年人的健康需求。积极、科学、有效地应对我国人口老龄化这个基本国情。同时，通过对老年护理人员应具有的职业素养和线上相关资料的学习，掌握从事老年护理工作的护士应具备的职业素养、业务和组织能力，激励家国情怀，培养敬老爱老、奉献敬业的职业道德，为今后从事老年护理工作学好基础知识、基本技能并做好心理准备。

习 题

一、选择题

A1 型题

1. 发达国家对老年人年龄划分标准为（   ）
   A. ≥55 岁　　　　　　　B. ≥60 岁　　　　　　　C. ≥65 岁
   D. ≥70 岁　　　　　　　E. ≥75 岁

2. 我国的上海市最早进入人口老年型城市行列，是哪一年（   ）
   A. 1980　　　　　　　　B. 1989　　　　　　　　C. 1998
   D. 1999　　　　　　　　E. 1979

3. 全世界人口平均预期寿命最长的国家是（   ）
   A. 英国　　　　　　　　B. 日本　　　　　　　　C. 瑞典
   D. 瑞士　　　　　　　　E. 美国

4. 老化是生命过程中的（   ）
   A. 人年过半百、花甲之年至古稀之年的过程
   B. 以大多数人的年龄变化为标准的阶段

　　C. 人从开始变老到死亡的过程

　　D. 组织器官退化和生理功能衰退的阶段

　　E. 年龄变老

5. WHO 对人的年龄界限的新划分认为年轻老人的年龄为(　　)

　　A. 44 岁以下　　　　　　B. 45～59 岁　　　　　　C. 60～74 岁

　　D. 75～89 岁　　　　　　E. 90 岁以上

6. 发展中国家 60 岁老年人口比例，下列哪个数值标志这个国家属于青年型国家(　　)

　　A. <4%　　　　　　　　B. <5%　　　　　　　　C. <6%

　　D. <7%　　　　　　　　E. <8%

7. 发达国家 65 岁老年人口比例，下列哪个数值标志这个国家属于成年型国家(　　)

　　A. 4%～7%　　　　　　B. 6%～9%　　　　　　C. 8%～10%

　　D. 10%～12%　　　　　E. >8%

8. 发展中国家 60 岁老年人口比例，下列哪个数值标志这个国家属于老年型国家(　　)

　　A. >4%　　　　　　　　B. >6%　　　　　　　　C. >8%

　　D. >10%　　　　　　　E. >12%

9. 我国进入老龄化社会的时间是(　　)

　　A. 1999 年年底　　　　B. 1998 年　　　　　　C. 1998 年年底

　　D. 2000 年　　　　　　E. 2000 年年底

10. 人口平均预期寿命是强调(　　)

　　A. 从出生时所存在的生存概率

　　B. 考虑到人的生活质量

　　C. 人的健康预期寿命

　　D. 回顾性死因统计

　　E. 不断增长的人口平均寿命

11. 下列说法正确的是(　　)

　　A. 我国是世界上老化状况最严重的国家

　　B. 我国是世界上老年人绝对数最多的国家

　　C. 我国是世界上老年人口平均寿命最长的国家

　　D. 我国是世界上老龄化问题最严重的国家

　　E. 我国是世界上老年人口最多的国家

12. "夕阳无限好，只是近黄昏"高度概括了(　　)

　　A. 老年人客观存在的一种成就

　　B. 老年人客观存在的丰富阅历

C. 老年人客观存在的尊严

D. 老年人客观存在的特殊规律

E. 老年人客观存在的二重性

13. 老年护理的主要目标是( )

A. 增强自我照顾能力、治疗疾病、预防并发症、延长寿命

B. 延缓衰老、治疗疾病、提高生活质量、做好临终关怀

C. 延缓衰老、增强自我照顾能力、治疗疾病、预防并发症

D. 延缓衰老、增强自我照顾能力、提高生活质量、做好临终关怀

E. 增强自我照顾能力、治疗疾病、提高生活质量、延长寿命

14. 高龄老年人是指老年人的年龄( )

A. ≥62 岁　　　　　　B. ≥60 岁　　　　　　C. ≥65 岁

D. ≥90 岁　　　　　　E. ≥80 岁

15. 老年护理学研究对象是( )

A. 老年人的生活质量

B. 老年人的尊严

C. 老年人这个特殊的群体

D. 老年人与社会适应

E. 老年人的生理心理

A2 型题

1. 李护士正在为一名高血压老年患者讲解控制血压的重要性，李护士的行为属于护理人员的哪种角色( )

A. 职业者　　　　　　B. 照顾者　　　　　　C. 研究者

D. 沟通者　　　　　　E. 教育者

2. 王护士入户为一位卧床老年人进行压疮护理，王护士的行为属于护理人员的哪种角色( )

A. 照顾者　　　　　　B. 执业者　　　　　　C. 研究者

D. 沟通者　　　　　　E. 教育者

二、名词解释

1. 平均期望寿命　2. 老年学　3. 老年医学　4. 老年护理学　5. 健康老龄化

6. 积极老龄化　7. 健康期望寿命　8. 最高寿命

三、填空题

1. 平均寿命是以_____作为终点。

2. 健康期望寿命的终点是_____，即进入寿终前的_____。

3. 老年护理的原则：_____、_____、_____、_____、_____。

_____。

4. 平均期望寿命可分为两个阶段，是_____与_____的总和。

5. 老年护理的目标是_____、_____、_____、_____。

四、简答题

1. 世界人口老龄化的趋势与特点是什么？
2. 我国人口老龄化的趋势与特点是什么？
3. 简述老年护理人员应具有的职业素养。
4. 简述老年护理的原则。
5. 简述人口老龄化的影响。
6. 简述人口老龄化的对策。

五、论述题

1. 我国人口老龄化问题的解决策略有哪些？
2. 请根据我国现行的养老政策，论述如何促进老年人的健康老龄化和积极老龄化。

第二章　衰老理论及老年护理相关理论 ▷▷▷▷

学习指导

衰老理论及老年护理相关理论对老年护理实践具有重要的指导意义。通过学习衰老的生物学理论，学生能够重点掌握基因理论、免疫理论、自由基理论、神经内分泌理论的内容及其对老年护理实践的指导意义，理解损耗理论、交联理论、体细胞突变理论、端粒假说的内容及其在老年护理实践中的应用；通过学习衰老的心理学理论，学生能够重点掌握人格发展理论、自我效能理论的内容及其对老年护理实践的指导意义，理解人类需求理论、自我概念理论的内容及其在老年护理实践中的应用；通过学习中医衰老学说，学生能够理解肾脏虚衰学说、脾胃虚衰学说、阴阳失调学说的内容及其对老年护理实践的指导意义，了解心脏虚衰学说、气虚血瘀学说的内容及其在老年护理实践中的应用；通过学习衰老的社会学理论，学生能够重点掌握隐退理论、活跃理论、持续理论和次文化理论的内容及其对老年护理实践的指导意义；通过学习老年护理理论和模式，学生能够重点掌握疾病不确定理论、慢性病轨迹框架理论和需求驱动的痴呆相关行为模式的内容及其对老年护理实践的指导意义，了解功能结果理论的内容及其在老年护理实践中的应用。同时应明确衰老理论、老年护理相关理论的局限性，灵活应用这些理论，并不断丰富和发展，以便更好地指导老年护理的实践。

通过本章的学习，使学生能够理论联系实践，活学活用衰老理论及老年护理相关理论，鼓励学生创新具有中国特色的老年护理理论和模式。

习　题

一、选择题

A1 型题

1. 解释人不可能"长生不老"或者"返老还童"的生物学衰老理论是(　　)
   A. 免疫理论　　　　　　B. 神经内分泌理论　　　　C. 自由基理论
   D. 基因理论　　　　　　E. 交联理论

2. 随机衰老理论的主要代表理论是(　　)
   A. 免疫理论　　　　　　B. 神经内分泌理论　　　　C. 自由基理论
   D. 基因理论　　　　　　E. 交联理论

3. 认为人体的衰老是由免疫系统介导的主动的自我破坏的生物学衰老理论是(　　)

  A. 免疫理论   B. 神经内分泌理论   C. 自由基理论

  D. 基因理论   E. 交联理论

4. 护士应认识并尊重老年人特定的生活信念、习俗、价值观及道德规范等文化特征，利用次文化团队和组织等群体的支持和认同，促进老年人成功地适应老年生活。依据的社会学衰老理论是(　　)

  A. 隐退理论   B. 持续理论   C. 活跃理论

  D. 次文化理论   E. 角色理论

5. 非随机衰老理论的主要代表理论是(　　)

  A. 免疫理论   B. 端粒学说   C. 自由基理论

  D. 损耗理论   E. 基因理论

6. 心主宰人体的生命活动，协调脏腑，运行血脉，心气虚弱，血脉运行及神志功能就会受到影响，从而加速衰老。这属于中医衰老学说的(　　)

  A. 阴阳失调学说   B. 气虚血瘀学说   C. 心脏虚衰学说

  D. 脾胃虚衰学说   E. 肾脏虚衰学说

7. 可指导护士理解并协助老年人回顾和总结自己一生的心理学衰老理论是(　　)

  A. 人格发展理论   B. 自我概念理论   C. 角色理论

  D. 自我效能理论   E. 弹性认知理论

8. 美国护理学者 Mishel 提出了疾病不确定理论，源于她护理的患者患有(　　)

  A. 痴呆   B. 冠心病   C. 癌症

  D. 糖尿病   E. 高血压

9. 我国有老年大学、老年人活动中心，这一事实支持的社会学衰老理论是(　　)

  A. 隐退理论   B. 活跃理论   C. 持续理论

  D. 次文化理论   E. 年龄阶层理论

10. 关于生物学衰老理论的主要观点，不正确的是(　　)

  A. 生物老化影响所有有生命的生物体

  B. 生物老化是自然的、不可避免的、不可逆的以及渐进的变化

  C. 机体内不同器官和组织的老化速度是一致的

  D. 生物老化受到非生物因素的影响

  E. 生物老化过程不等同于病理过程

11. 影响痴呆患者异常行为的临近诱因是(　　)

  A. 神经认知功能   B. 健康状况   C. 性别、教育程度

  D. 光线、噪声   E. 人格特征

12. 影响痴呆患者异常行为的隐蔽诱因是(　　)

  A. 神经认知功能   B. 生理需求   C. 病房更换护理人员

  D. 光线、噪声   E. 病房氛围

13. 老年是中年期的延伸，老年人应与中年时代一样从事社会上的工作及参与社会活动。该说法符合社会学衰老理论的是(　　)

  A. 隐退理论   B. 持续理论   C. 活跃理论

  D. 次文化理论   E. 年龄阶层理论

14. 属于随机老化理论的是(　　)

  A. 端粒学说   B. 体细胞突变理论   C. 基因程控理论

  D. 自由基理论   E. 交联理论

A2 型题

1. 李某，男，65 岁，入院诊断为慢性阻塞性肺疾病急性加重。住院治疗 10 天后，患者病情缓解，拟次日出院。依据慢性病轨迹框架，出院时患者处于的疾病阶段是(　　)

  A. 始发阶段   B. 稳定阶段   C. 急性阶段

  D. 逆转阶段   E. 危机阶段

2. 张某，女，67 岁，入院诊断为左侧乳腺癌，行乳腺癌根治术。出院前护士对其进行健康指导时，发现患者出现焦虑情绪，反复询问护士自己能活多久、癌症是否复发等问题。可用于分析及指导该患者对存活时间和癌症复发担心的老年护理理论是(　　)

  A. 自我效能理论

  B. 需求驱动的痴呆行为模式

  C. 功能结果理论

  D. 慢性病轨迹框架

  E. 疾病不确定理论

B 型题

  A. 饮食有节   B. 起居有常   C. 形神共养

  D. 调整阴阳   E. 未病先治

1. 阴阳失调学说对老年护理实践的指导意义是   (　　)

2. 肾脏虚衰学说对老年护理实践的指导意义是   (　　)

  A. 护士应指导老年人正确面对衰老甚至死亡

  B. 护士制订护理目标和护理计划时，要尽可能减少给老年人带来的生理和心理压力

  C. 护士应注意观察老年人早期出现的感染症状，有意识地防范感染

  D. 老年人出现神经系统功能减退的表现时，护士应做好老年人的心理护理，促进老年人的心理健康

  E. 护士应指导老年人避免剧烈运动、过度疲劳、焦虑等导致体内自由基增多，减少细胞功能受损

3. 自由基理论对老年护理实践的指导意义是　　　　　　　（　　）

4. 损耗理论对老年护理实践的指导意义是　　　　　　　　（　　）

二、名词解释

1. 消极功能结果　　2. 回忆疗法

三、填空题

1. 中医关于衰老的脏腑学说，包括_____、_____和_____。

2. 怀旧治疗包括_____和_____两个层次。

3. 影响痴呆患者的行为因素分为_____和_____。

4. 免疫理论的主要依据是_____和_____。

四、简答题

1. 简述需求驱动的痴呆相关行为模式的主要观念。

2. 自我效能理论对老年护理实践的启示是什么？

五、论述题

1. 张某，女，66 岁，诊断为左侧乳腺癌，行乳腺癌根治术。出院前患者向护士询问自己能活多久，癌症是否复发，并向护士哭诉自己不是一个好母亲，儿女们都不愿意理她。请问：

（1）可选用哪个老年护理理论解释该患者出院前发生的现象？如何分析和应对？

（2）关于患者对自己不是好母亲的自责，作为护士应如何分析及处理？

2. 林某，女，76 岁，确诊老年期痴呆 1 年来，为避免老人做家务发生安全事件，家人很少让她做家务，老人常常无所事事。近几个月来，患者有时会一边说"回家"，一边就要出门，对家人的解释置之不理，家人对老人的异常行为非常困惑不解，向随访护士求助。请问：

（1）如果你是随访护士，可应用什么理论向家属解释患者的异常行为？

（2）你应该向家属做哪些护理指导？

第三章　老年健康保健与长期照护 ▷▷▷▷

学习指导

老年健康保健和长期照护对维护和促进老年人的健康非常重要，是当前我国社会发展的重要任务。通过学习老年保健相关知识，重点掌握老年保健的概念、目标、原则以及老年保健的重点人群、老年保健的策略，能够针对老年保健对象的具体情况，制订相对应的保健计划；通过学习老年人自我保健和健康行为促进相关知识，重点掌握老年人自我保健的标准、老年人中医养生保健的基本要点，熟悉老年人自我保健的基本环节，熟悉健康促进的发展、内容及相关理论，能够为维护和促进老年人的健康提供指导；通过学习长期照护相关知识，重点掌握我国长期照护的主要模式，了解国外的老年保健和长期照护的发展，借鉴国外先进经验，促进我国老年保健和长期照护的发展。

习　题

一、选择题

A1 型题

1. 由于特定国情和传统文化，我国目前养老模式主要为（　　　）
   A. 居家养老　　　　　　B. 老年公寓养老　　　　C. 养老院养老
   D. 日间护理院养老　　　E. 老年病医院

2. 老年保健的重点人群<u>不包括</u>（　　　）
   A. 高龄老年人　　　　　B. 独居老年人　　　　　C. 丧偶老年人
   D. 患病老年人　　　　　E. 住院的老年人

3. 老年人中医养生保健的特点<u>不包括</u>（　　　）
   A. 以中医理论为指导　　B. 以和谐适度为宗旨　　C. 以治疗康复为中心
   D. 以综合调摄为原则　　E. 以适应广泛为模式

4. 下列哪一项<u>不属于</u>我国老年保健的根本目标（　　　）
   A. 老有所养　　　　　　B. 老有所伴　　　　　　C. 老有所医
   D. 老有所学　　　　　　E. 老有所乐

5. 下列哪一项<u>不属于</u>健康促进的基本内容（　　　）
   A. 制定健康的公共政策　B. 创造支持性环境　　　C. 强化社区行动

D. 加快医疗机构改革　　　E. 调整卫生服务方向

6. 我国真正实现"老有所医"主要依靠(　　)

    A. 个人力量　　　　　　　B. 家庭力量　　　　　　　C. 集体力量

    D. 国家力量　　　　　　　E. 国家、集体、个人合理分担

7. 我国的社会化养老服务体系是以(　　)为基础的

    A. 机构养老　　　　　　　B. 养老院养老　　　　　　C. 老年病医院养老

    D. 居家养老　　　　　　　E. 社区养老

8. (　　)于1987年从护理的角度提出健康促进模式

    A. Green　　　　　　　　 B. Tannahill　　　　　　 C. Kreuter

    D. Rosenstock　　　　　　E. Pender

9. 老年人的健康保健费用由政府、社会(如企业)及个人共同承担,这体现了老年保健的(　　)

    A. 区域化原则　　　　　　B. 费用分担原则　　　　　C. 功能分化原则

    D. 照顾原则　　　　　　　E. 全面性原则

10. 以社区为基础提供老年保健,体现了老年保健的(　　)

    A. 区域化原则　　　　　　B. 费用分担原则　　　　　C. 功能分化原则

    D. 照顾原则　　　　　　　E. 全面性原则

11. 老年人自我保健的核心内容是(　　)

    A. 自我观察　　　　　　　B. 自我治疗　　　　　　　C. 自我护理

    D. 自我预防　　　　　　　E. 自我急救

12. 自我保健作为预防疾病、增进健康、提高生活质量、延长寿命的主要手段,越来越受到广大老年人群的重视,下列关于自我保健的内涵不正确的是(　　)

    A. 自我单指老年人个体

    B. 自我保健活动包括学习知识和形成行为机制

    C. 突出健康的自我负责

    D. 突出显示健康教育的功能

    E. 根据自己的保健需求开展保健活动

A2 型题

1. 张某,男,60岁,喜欢运动,下列哪项健身项目不适合他(　　)

    A. 踢球　　　　　　　　　B. 散步　　　　　　　　　C. 慢跑

    D. 太极拳　　　　　　　　E. 跳舞

2. 李某,男,70岁,晨起锻炼时不慎将手指擦伤,随后返回家中自行处理。李某的行为属于(　　)

    A. 自我护理　　　　　　　B. 自我观察　　　　　　　C. 自我治疗

    D. 自我急救　　　　　　　E. 自我损防

3. 王某,男,70 岁,患心绞痛 3 年,外出时随身携带急救药盒,心绞痛发作时,王某自行服用硝酸甘油的行为属于( )

    A. 自我护理　　　　　B. 自我观察　　　　　C. 自我急救

    D. 自我预防　　　　　E. 自我治疗

4. 张某,男,85 岁,老伴于 5 年前去世,有高血压近 20 年,身边无子女和其他人照顾,张某不属于( )

    A. 高龄老年人　　　　B. 独居老年人　　　　C. 丧偶老年人

    D. 患病老年人　　　　E. 精神障碍老年人

5. 杨某,女,67 岁,经常到老年活动中心参加琴棋书画、阅读欣赏等体育文娱活动,并热心参与社会活动,这主要体现了老年保健策略中的( )

    A. 老有所为　　　　　B. 老有所学　　　　　C. 老有所乐

    D. 老有所养　　　　　E. 老有所教

6. 王某,女,65 岁,退休在家。下列哪项活动可以促进其身心健康( )

    A. 日常生活活动　　　B. 家务活动　　　　　C. 职业活动

    D. 娱乐活动　　　　　E. 体力活动

7. 张某,男,86 岁,未婚,无子女。生病后无力支付医疗费用,当地人民政府根据情况给予适当帮助,并提倡社会救助,这体现了老年人依法享有的 ( ) 必须得到保障

    A. 医疗待遇　　　　　B. 养老金待遇　　　　C. 住房待遇

    D. 生活待遇　　　　　E. 其他待遇

8. 周某,男,66 岁,下列哪种行为不符合健康促进的要求( )

    A. 合理营养　　　　　B. 高盐饮食　　　　　C. 定期体检

    D. 预防接种　　　　　E. 合理运动

9. 郑某,男,71 岁,患慢性阻塞性肺疾病 5 年。郑某学会氧疗方法并长期进行家庭氧疗的行为属于( )

    A. 自我护理　　　　　B. 自我观察　　　　　C. 自我急救

    D. 自我预防　　　　　E. 自我治疗

10. 李某,女,61 岁,她的哪项活动不符合自我保健的标准( )

    A. 适量运动　　　　　B. 保持心情愉快　　　C. 高蛋白饮食

    D. 活动时动作缓慢　　E. 自我监测病情

11. 郑某,女,66 岁,年轻的时候对绘画感兴趣,但是由于工作太忙,一直没能系统学习。现在她退休了,就报了一个绘画课程学习绘画,这体现了( )

    A. 老有所为　　　　　B. 老有所学　　　　　C. 老有所乐

    D. 老有所养　　　　　E. 老有所教

12. 王某，男，65 岁，大学教授，退休后发挥余热，为社区做些力所能及的工作，这体现了（　　）

    A. 老有所为   B. 老有所学   C. 老有所乐

    D. 老有所养   E. 老有所教

B 型题

    A. 老有所养   B. 老有所学   C. 老有所教

    D. 老有所乐   E. 老有所为

1. 老年大学、社区老年学校的成立，为老年人提供了一个再次学习、促进社交的条件，这体现了（　　）

2. 老年人树立积极的老龄观、人生观、价值观，发挥自身价值，为经济、社会发展做出新贡献，这体现了（　　）

3. 老年人根据自己的兴趣爱好、特长和家族性文化参加剪纸、皮影戏等娱乐活动，这体现了（　　）

4. 养老保障和养老服务是实现（　　）的重要环节（　　）

5. 社会有责任对老年人进行科学、良好的教育，帮助老年人建立健康、丰富、高品位的精神文化生活，这体现了（　　）

二、名词解释

1. 老年人自我保健　2. 老年保健　3. 长期照护

三、填空题

1. 老年保健的重点人群为_____、_____、_____、_____、_____以及新近出院的老年人等。

2. 老年保健的基本原则有_____、_____、_____、_____、_____。

3. 我国为实现"健康老龄化"这一目标，根据老年人的特点、需求及权益制定了老年保健策略，即_____、_____、_____、_____、_____。

4. 健康信念模式由 3 部分组成：_____、修饰因素、_____。

5. 我国的社会化养老服务体系是以_____、_____、机构养老为补充。

四、简答题

1. 简述联合国老年人政策原则。

2. 老年保健的重点人群有哪些？

3. 简述我国老年保健的策略。

4. 简述老年人自我保健的基本环节。

5. 什么是长期照护，其主要模式有哪些？

6. 简述长期照护的内容。

五、论述题

1. 李某，男，60岁，大学本科毕业，担任市委干部多年，刚刚退休在家，子女都不在身边。请问：如何指导李某进行自我保健？

2. 李某，男，69岁，视力一级残疾，长期独居，平时在家有保姆照顾。某日保姆不在，李某从自家床上跌落，由于腰用不上力，爬不上床，遂向社区打求助电话。社区工作人员将李某送往医院，并立即联系李某的儿女，通知他们前来。经脑部 CT 和腰椎检查均显示正常，但需观察并卧床休息。社区工作人员及其家属将李某护送回家休养。李某的儿女照顾其一段时间后，因各自工作繁忙无法继续照顾护理。李某心情沮丧，时常落泪。请问：

（1）你作为社区健康保健人员如何解决李某现存的和潜在的健康问题？

（2）对李某应选择何种适宜的养老照顾模式？此种养老照顾模式有哪些优势？

第四章 老年综合评估 ▷▷▷

学习指导

老年综合评估对老年护理实践具有重要的指导意义。通过本章的学习，重点掌握老年综合评估原则、评估方法、评估注意事项；通过学习老年人各系统与器官衰老性的改变，熟悉老年人呼吸系统、消化系统、循环系统等各系统老化性改变的内容以及与成年期的异同；通过学习老年人身体健康状况评估，重点掌握老年人健康史的采集、体格检查的方法以及功能状态评估的内容，熟悉辅助检查中老化性改变的内容；通过学习老年人心理健康评估，重点掌握老年人情绪与情感评估、认知评估的方法和内容及其临床意义；通过学习老年人社会健康的评估，熟悉老年人角色功能、环境、文化、家庭评估的内容及其临床意义；通过学习老年人生活质量评估，熟悉生活质量的概念、评估工具及其临床意义。同时了解老年综合评估相关内容的局限性，灵活应用各项相关评估工具，并不断丰富和发展，以便更好地指导老年护理实践。

习 题

一、选择题

A1 型题

1. 下列对老年人的健康资料收集最重要的手段是( )
   A. 交谈　　　　　　　B. 阅读　　　　　　　C. 测试
   D. 体格检查　　　　　E. 观察

2. 老年人的身体健康评估不包括( )
   A. 辅助检查　　　　　B. 功能状态的评估　　C. 体格检查
   D. 社会功能评估　　　E. 健康史的采集

3. 对老年人生命体征描述错误的是( )
   A. 老年人基础体温和最高体温较年轻人低
   B. 老年患者在感染时，常无发热表现
   C. 检查时应测卧位血压和直立位血压
   D. 测定时先平卧20分钟后测血压，然后冉直立位测一次
   E. 老年人高血压和直立性低血压较常见

4. 有关老年人听力和视力的特点，下列描述<u>不正确</u>的是（　　）

    A. 60 岁常可见双侧角膜老年环，多为病理现象

    B. 常有耳鸣，在喧闹环境下明显

    C. 对高音的听力比对低音的听力损失晚

    D. 老年人近视功能下降，出现近视眼

    E. 以上都是

5. 全世界范围内最广泛使用评定日常生活活动的量表是（　　）

    A. Bobath 法

    B. Barthel 指数评定量表

    C. Pfeffer 功能活动调查问卷

    D. 日常生活能力量表

    E. Brunnstrom 法

6. 下列可使用自评或他评的方式对被试者的日常生活能力进行测定的量表是（　　）

    A. PULSES 量表　　　　B. 日常生活功能指数　　C. 日常生活能力量表

    D. Pfeffer 功能活动调查问卷　　E. QWB 量表

7. 常在社区调查或门诊工作中应用的量表是（　　）

    A. Pfeffer 功能活动调查问卷　　B. 高级日常生活活动　　C. Katz 日常生活功能指数

    D. QWB 量表　　　　E. Barthel 指数评定量表

8. 临床上评定抑郁程度时应用最普遍的他评量表是（　　）

    A. 汉密顿抑郁量表　　　　B. 生活满意度指数　　　　C. 老年抑郁量表

    D. 状态 – 特质焦虑问卷　　　　E. 抑郁自评量表

9. 下列老年人专用的抑郁筛查表，具有很高的准确率的是（　　）

    A. SAS　　　　B. MMSE　　　　C. GDS

    D. SDS　　　　E. HAMD

10. 下列<u>不属于</u>认知范畴的选项是（　　）

    A. 知觉　　　　B. 记忆　　　　C. 注意

    D. 感觉　　　　E. 情绪

11. 下列对老年人的智力特点描述<u>不正确</u>的选项是（　　）

    A. 液态智力随年龄增长而减退较早

    B. 晶态智力并不随增龄而逐渐减退

    C. 词汇理解能力随增龄而逐渐减退

    D. 近事记忆力及注意力逐渐减退

    E. 知觉整合能力随增龄而逐渐减退

12. 老年人记忆力较好的情况是（　　）

    A. 与生活有关的事物或有逻辑联系的内容

B. 已听过或看过一段时间的事物

C. 以前感知过而不在眼前的事物或场景

D. 最近几年或几个月发生的事

E. 需要死记硬背的内容

13. 对待生理性退化，以下正确的是（　　）

    A. 经常询问老人有无不适

    B. 及时到医院检查，以免延误病情

    C. 给予关心、关注，不必引起焦虑和恐惧

    D. 及时送老人至养老院，请专业人员护理

    E. 请相关专家进行针对性治疗至完全康复

14. 对待生理性退化，以下不正确的是（　　）

    A. 通过康复训练，完全恢复老年人的身体功能

    B. 告知老人和家属要正确对待退化过程

    C. 告知老人和家属接受现有的身体状态

    D. 使患者获得达到自身身体条件的最佳状态

    E. 适当进行干预，延缓退化进程

15. 老年人常见的情感情绪不包括（　　）

    A. 低落　　　　　　　　B. 抑郁　　　　　　　　C. 焦虑

    D. 恐惧　　　　　　　　E. 亢奋

16. 下列哪项不是导致老年人健康评估时间长的原因（　　）

    A. 思维减退行动缓　　　B. 感官退化反应慢　　　C. 疾病影响易疲劳

    D. 记忆减弱需反复　　　E. 听力较好易沟通

17. 老年人躯体功能包含哪些方面（　　）

    A. 执行与融合平衡、协调、灵敏、耐力等任务的能力

    B. 自我照护的能力

    C. 人体完成各种运动任务以维持独立日常生活活动的能力

    D. 可独立完成工具性日常生活活动

    E. 以上选项均正确

18. 老年躯体功能健康史采集中的常见问题不包括（　　）

    A. 行动矫健　　　　　　B. 记忆不清　　　　　　C. 反应迟钝

    D. 隐瞒症状　　　　　　E. 主诉凌乱

19. 老年人的躯体化症状最多见的是（　　）

    A. 脱发　　　　　　　　B. 呼吸道症状　　　　　C. 皮肤瘙痒

    D. 内分泌紊乱　　　　　E. 慢性持续性疼痛

20. 老年人健康评估应在环境温度适宜的情况下进行，最适宜的温度是（　　）

    A. 20～22℃　　　　　　B. 22～24℃　　　　　　C. 24～26℃

D. 26 ~ 28℃　　　　　　E. 28 ~ 30℃

21. 离退休老年人心理障碍的原因中<u>不包括</u>(　　)
    A. 职业特点　　　　　B. 心理准备不足　　　　C. 生活待遇反差太大
    D. 价值感丧失　　　　E. 生活节奏改变

22. 老年期常见的心理问题有(　　)
    A. 焦虑　　　　　　　B. 孤独　　　　　　　　C. 自卑
    D. 空巢综合征　　　　E. 以上都是

23. 老年斑<u>不常见</u>于下列什么部位(　　)
    A. 手背　　　　　　　B. 足　　　　　　　　　C. 面部
    D. 臀部　　　　　　　E. 前臂

24. 老年人消化系统易发生哪些衰老性改变(　　)
    A. 外分泌腺功能下降　B. 直肠脱垂　　　　　　C. 口腔感染和损伤
    D. 食管黏膜萎缩　　　E. 以上都是

25. 下列哪项<u>不是</u>老年人内分泌系统的衰老性改变(　　)
    A. 肌纤维萎缩　　　　B. 垂体体积缩小　　　　C. 夜尿增多
    D. 胰岛素释放延迟　　E. T_3分泌减少

26. 下列有关老年期食管变化的说法，<u>不正确</u>的是(　　)
    A. 吞咽功能下降，食管体部蠕动亢进
    B. 食管扩张，食管排空延长
    C. 食管黏膜萎缩，黏膜固有层弹力纤维增加
    D. 食管肌肉萎缩，收缩力减弱
    E. 食管括约肌功能下降或者不协调

27. 下列哪项<u>不属于</u>老年期呼吸道的退行性变化(　　)
    A. 声带弹性下降　　　B. 呼吸强度减弱　　　　C. 胸腔前后径减小
    D. 肺泡残气量增加　　E. 胸廓横径缩小

28. 下列哪项<u>不是</u>老年人的患病特点(　　)
    A. 不能全面正确提供病史
    B. 患病率高
    C. 发病缓慢，临床症状不典型
    D. 疾病的并存性
    E. 疾病容易被发现

29. 对老年人进行健康评估时运用的沟通技巧<u>不包括</u>(　　)
    A. 尊重关心体贴老人
    B. 语速慢，语音清，容易懂
    C. 远距离，耐心听
    D. 适当停顿，重复

E. 注意非语言交流

A2 型题

1. 刘某，男，62 岁，近期准备接受社区医院组织的健康评估。请问哪项<u>不是</u>评估的注意事项（　　）

    A. 体位舒适，方法得当　　B. 有效沟通，资料客观　　C. 环境安静，温度适宜

    D. 时间充足，避免劳累　　E. 询问隐私，多多益善

2. 李某，女，66 岁，近期到医院常规做胸廓检查。以下结果中描述<u>错误</u>的是（　　）

    A. 胸部叩诊音常呈过清音

    B. 胸廓最显著的变化是呈"桶状"

    C. 呼吸肌肌力增加

    D. 胸式呼吸减弱

    E. 肺通气功能减弱

B 型题

    A. 思维　　　　　　B. 躯体性　　　　　　C. 智力

    D. 抑郁　　　　　　E. 精神性

1. 属于评估老年人心理健康的是　　　　　　　　　　　　　（　　）

2. 属于汉密顿焦虑量表条目的是　　　　　　　　　　　　　（　　）

二、名词解释

1. 抑郁　2. 焦虑　3. 认知

三、填空题

1. 日常生活功能指数评价表是通过观察洗澡、更衣、如厕、_____、_____、_____等 6 个日常生活能力的评分表。

2. 老年人 50 岁以后常可见双侧角膜_____，即角膜缘因_____而形成一灰白色的环，多为生理现象。

3. 老年人身体健康的评估主要包括健康史、体格检查、_____和_____四个方面。

4. 若老年人午后体温比清晨高_____，应视为_____。

5. 老年人身体健康状况的评估工具有_____、_____、_____。

6. 老年人健康与生活质量的评估方法有_____、_____、_____、_____、_____和_____。

7. 老年人发生衰老性改变的感觉器官包括_____、_____、_____、_____和其他。

8. 老年人身体健康状况功能状态的评估包括_____、_____及_____二个层次。

9. 焦虑可分为_____和_____两个不同的概念。

四、简答题

1. 老年人输尿管有何衰老性改变?

2. 老年人的人格变化有哪些共同特点?

3. 简述老年人健康评估的注意事项。

五、论述题

1. 王某,男,80岁,近来性格有明显改变,出现对生活悲观失望、感觉生活没有意义、对周围事物兴趣减退,伴有自责、失眠,常常有不想活的念头。请问:

(1) 该老年人发生了哪些方面的问题?

(2) 针对老年人发生的问题,常用的评估量表有哪些?

2. 张某,女,82岁,一年前丈夫去世,仅有一女,在国外工作,目前独居,经济状况尚好,自理能力差。平素体健,半年来体重下降5kg,医院体检显示无明显器质性病变。追问平日生活,自诉丈夫过世后很少外出,食欲有所减退,无明显饥饿感,食量减少。请问:

(1) 该老年人的消瘦可能与哪些因素有关(结合心理健康回答)?

(2) 采用哪些措施可有效改善老年人的营养状况?

第五章　老年人日常生活护理　▷▷▷▷

学习指导

　　本章主要介绍老年人日常生活护理的内涵，包括对居住环境进行适度的适老化设计与改造、与老年人进行有效沟通、做好日常的身体清洁卫生、养成良好的饮食/排泄/休息/睡眠习惯、科学地进行活动锻炼、树立正确的性观念及健康的性行为、运用中医进行养生保健等。通过学习掌握老年人日常生活的特点、日常生活的护理原则及护理措施，认识在老年人的日常生活护理中要鼓励老年人发挥自主性，挖掘自理潜能，提高安全意识，尊重老年人的个性，保护其个人隐私，尤其是要重视与老年人的沟通与交流，具备为老年人进行心理护理和灵性照护的能力，从"全人"视角出发，提高老年人的生活质量。

习　题

一、选择题

A1 型题

1. 以下老年人无障碍环境设计，哪些是错误的(　　　)
   A. 扶手的高度最好在 80～85cm
   B. 床的高度应该能够使人双脚着地
   C. 卫生间的门最好采用内推式
   D. 马桶旁应加设扶手，或者是吊环
   E. 厨房的地板要防滑

2. 在与老年人沟通时，下列表述正确的是(　　　)
   A. 触摸是一种很好的非语言沟通技巧，对任何老人都适用
   B. 在与老人谈话时，离得越近越好，能够让老人感到安全
   C. 要鼓励与协助老人表达他们的情绪与意愿
   D. 跟老年人说话声音要尽量大，让他们听见
   E. 当有分歧时及时指出，可以打断老人的话

3. 老年人沐浴的时间比较适宜的是(　　　)
   A. 5 分钟左右　　　　　　　　B. 15～20 分钟　　　　　　　　C. 20～30 分钟

  D. 30 ~ 40 分钟   E. 1 小时之内均可

4. 要保持老年人皮肤的清洁卫生，下列做法错误的是(　　)

  A. 注意皱褶部位，如腋下、外阴、肛门等处

  B. 不宜在饱食或空腹时沐浴

  C. 建议每晚用热水泡脚

  D. 洗浴用品宜选择碱性肥皂

  E. 可选用智能化设备辅助

5. 根据中国营养学会《中国老年人膳食指南（2016）》，老年人每天应至少摄入几种食物(　　)

  A. 5   B. 8   C. 10

  D. 12   E. 15

6. 根据中国营养学会《中国老年人膳食指南（2016）》，老年人每天的饮水量达到多少为宜(　　)

  A. 800 ~ 1000mL   B. 1000 ~ 1200mL   C. 1500 ~ 1700mL

  D. 1700 ~ 2000mL   E. 2000 ~ 2200mL

7. 根据中国营养学会《中国老年人膳食指南（2016）》，从降低营养不良风险和死亡风险的角度考虑，老年人的体重指数（BMI）应不低于(　　)

  A. $20kg/m^2$ B. $22kg/m^2$ C. $23kg/m^2$

  D. $24kg/m^2$ E. $25kg/m^2$

8. 自我监测运动后心率，老年人一般最好不超过(　　)

  A. 150 – 年龄（次/分）   B. 160 – 年龄（次/分）   C. 170 – 年龄（次/分）

  D. 180 – 年龄（次/分）   E. 190 – 年龄（次/分）

9. 对于老年人使用辅具，以下说法错误的是(　　)

  A. 辅具包括助餐、助行等类型

  B. 辅具的选择要有安全性、个性化

  C. 辅具在考虑功能的同时还要顾及经济成本

  D. 智能化辅具能够更好地服务老年人

  E. 辅具的功能越来越先进，将来可以完全替代人的照顾

10. 评估老年人能否自己清洗衣服，应选择下列哪项量表(　　)

  A. BADL   B. IADL   C. AADL

  D. SDS   E. MMSE

11. 老年人早、中、晚三餐食量的比例最好为(　　)

  A. 20%、30%、50%   B. 25%、35%、40%   C. 30%、30%、40%

  D. 30%、40%、30%   E. 40%、30%、30%

12. 为了改善睡眠质量，老年人睡前应注意(　　)

  A. 加餐   B. 多饮水   C. 加强活动

D. 阅读令人兴奋的书籍　　E. 用热水泡脚

13. 下列哪项不是老年人日常生活护理的原则(　　)

A. 尽可能地给予帮助

B. 做好安全防护

C. 日常生活时间安排要有节律性

D. 尊重与保护老年人的个性和隐私

E. 注重对老年人的心理护理和灵性照护

14. 对老年人居住环境的评估原则不包括(　　)

A. 无障碍　　　　　　B. 智能化　　　　　　C. 自由

D. 社会参与　　　　　E. 人际互动

15. 与老年人沟通时不正确的是(　　)

A. 须强化非语言的沟通技巧

B. 尊重老年人的尊严与其文化社交背景

C. 与有认知障碍的老年人沟通前，需先让其知晓照顾者的存在

D. 说话者保持眼神与老年人的眼神相接触

E. 为了节省时间，可以在老人吃饭时与其交谈

16.《中国老年人膳食指南（2016）》中指出，老年人营养指导与饮食护理主要内容不包括(　　)

A. 少量多餐，细软多食，预防营养缺乏

B. 主动足量饮水，积极户外活动

C. 延缓肌肉衰减，维持适宜体重

D. 摄入充足的保健品

E. 鼓励陪伴进餐

17.《中国老年人膳食指南（2016）》中指出，老年人预防营养缺乏的措施不包括(　　)

A. 食物多样，少量多餐

B. 细嚼慢咽

C. 有条件就多摄入营养强化食品

D. 多食用能预防老年贫血的食物

E. 合理选择高钙食物，预防骨质疏松

18. 老年人的活动注意事项不包括(　　)

A. 注意安全、循序渐进

B. 持之以恒

C. 尽可能地参与社会活动

D. 学会自我监护

E. 体现自主性

19. 对于因某些疾病导致活动能力严重受限的老年人，以下说法<u>不正确</u>的是（　　　）
    A. 应在康复师指导下尽早介入康复锻炼
    B. 可以借助助行器等辅助器具来辅助出行
    C. 对于活动欲望低的老年人，为了避免肢体挛缩，尽量鼓励其配合活动
    D. 动态地监测身体状况
    E. 认知障碍老年人活动存在较多的安全隐患，因此应限制其活动范围

20. 对老年人的性问题，护理人员应持有的态度，哪项<u>不合理</u>（　　　）
    A. 大多数情况下是一种正常的生理需求
    B. 不同文化下对性的理解与行为会不同
    C. 从专业的视角出发，因人而异地去评估
    D. 跟年龄没关系，不用刻意去关注老年人的性问题
    E. 看到媒体上有关于老年人性侵事件的报道应理性分析

21. 以下哪项<u>不是</u>老年人预防春困的方法（　　　）
    A. 保持室内空气清新　　B. 晚睡早起　　C. 适当春捂
    D. 多睡觉　　E. 户外活动

22. 老年人夏季运动健身应选择（　　　）
    A. 过分剧烈运动　　B. 运动量低的运动　　C. 高温下运动
    D. 过早运动　　E. 坏天气运动

23. 老年人春季锻炼中，下列哪项<u>不正确</u>（　　　）
    A. 不宜过早　　B. 不宜空腹　　C. 不宜过露
    D. 不宜过慢　　E. 不宜过急

24. 老年人夏季预防中暑的方法，下列哪项<u>不正确</u>（　　　）
    A. 保证睡眠　　B. 午间多活动　　C. 室内降温防暑
    D. 常备防暑饮料　　E. 劳逸结合

25. 老年人夏季饮食，下列哪项适宜（　　　）
    A. 肥甘厚味　　B. 苦味食品　　C. 甜食
    D. 冷饮　　E. 冷食瓜果

26. 老年人秋季饮食，下列哪项<u>不适宜</u>（　　　）
    A. 蛋白质　　B. 粗粮　　C. 高纤维
    D. 瓜果　　E. 少脂肪

27. 老年人秋季起居调摄宜（　　　）
    A. 早卧晚起　　B. 早卧早起　　C. 夜卧早起
    D. 夜卧晚起　　E. 防寒保暖

28. 老年人冬季饮食，下列哪项<u>不适宜</u>（　　　）
    A. 少食咸　　B. 多食苦　　C. 羊肉
    D. 萝卜　　E. 生冷食物

A2 型题

1. 李某，男，65 岁，身体素质良，运动后最适宜的心率应在(　　)

    A. 100 次/分　　　　　　B. 105 次/分　　　　　　C. 110 次/分

    D. 120 次/分　　　　　　E. 125 次/分

2. 王某，女，70 岁，老人患有冠心病 6 年，冬季经常食补，下列哪项不适宜(　　)

    A. 西洋参　　　　　　　B. 黄芪　　　　　　　　C. 阿胶

    D. 大枣　　　　　　　　E. 山药

二、名词解释

1. 休息　2. 情志护理

三、填空题

1. 正常情况下，老年人每天的饮水量应达到_____ mL。

2. 从降低营养不良风险和死亡风险的角度考虑，老年人的体重指数（BMI）应不低于_____ kg/m² 为好。

3. 老年人的沐浴时间一般不超过_____分钟。

4. 夏季人体阳气最旺盛，阴气相对不足，对于素体阴虚的老年人，应以_____为主。

5. 运动养生强调练习时心平气和，注意_____、_____、_____三者有机结合。

四、简答题

1. 简述老年人日常生活护理的原则。

2. 老年人的运动原则及注意事项有哪些？

3. 简述中医饮食护理原则。

4. 简述中医情志护理的主要方法。

五、论述题

1. 在一般人群膳食指南的基础上，老年人营养指导与饮食护理主要包括哪些内容？

2. 试述春季老年人如何顺应四时调阴阳。

3. 试述秋季老年人如何顺应四时调阴阳。

第六章 老年人的安全用药与护理 ▷▷▷

学习指导

安全用药对维护老年人的健康至关重要。本章通过分析老化与药物作用的关系，提供老年人安全用药指导。本章为学习第七章"老年人常见健康问题及护理干预"和第九章"老年常见疾病的护理"奠定基础。在老年护理临床工作中，按正确程序给药、检查配伍禁忌、观察药物效果及不良反应是临床老年护士的主要工作内容之一。学习本章内容，需熟悉老年人药动学和药效学的特点；学习老年人常见的药物不良反应，重点掌握老年人药物不良反应的概念和临床表现，熟悉老年人药物不良反应原因，了解药物不良反应的特点；学习老年人用药原则，重点掌握老年人用药安全原则、使用原则，熟悉老年人选药原则；学习老年人安全用药的护理，重点掌握常见药物的不良反应，熟悉安全用药的健康指导，了解全面评估老年人用药情况的方法，提高老年人用药依从性。通过本章系统学习，能够理论联系实际，针对老年人的用药问题，制订安全用药护理计划，并给予科学护理指导。

习 题

一、选择题

A1 型题

1. 多数老年人最先衰老的组织是（　　）

    A. 脑　　　　　　　　　B. 心肌　　　　　　　　C. 肾

    D. 肺　　　　　　　　　E. 胃肠

2. 老年人药动学的特点<u>不正确</u>的是（　　）

    A. 药动学过程减慢　　　B. 药物代谢能力减弱　　C. 药物排泄功能降低

    D. 药物半衰期延长　　　E. 血药浓度降低

3. 一般老年人用药的剂量是成人的（　　）

    A. 1 倍　　　　　　　　B. 1/4　　　　　　　　C. 3/4

    D. 1/3　　　　　　　　E. 1/2

4. 影响老年人胃肠道药物吸收<u>不正确</u>的是（　　）

    A. 胃酸分泌减少　　　　B. 胃液 pH 升高　　　　C. 胃肠功能降低

    D. 胃肠道血流量减少　　E. 红细胞减少

5. 影响老年人药物分布的因素<u>不正确</u>的是(　　)

    A. 脂肪组织增加　　　　B. 细胞内液体减少　　　　C. 血浆白蛋白减少

    D. 红细胞减少　　　　　E. 肾血管硬化

6. 老年人药物代谢的特点,下列哪项描述<u>不妥</u>(　　)

    A. 肝细胞、肝血流量减少

    B. 肝药物代谢酶活性降低

    C. 药物代谢的主要场所是肝

    D. 肝合成蛋白质能力降低,致结合型药物增高

    E. 药物血浆半衰期延长

7. 老年人药效学特点描述正确的是(　　)

    A. 老年人多药合用耐受性好

    B. 对易引起缺氧的药物耐受性增强

    C. 对排泄慢的药物耐受性好

    D. 对肝脏有损害的药物耐受性下降

    E. 老年人对中枢神经系统药物不敏感

8. 药物的不良反应<u>不包括</u>(　　)

    A. 副作用　　　　　　　B. 毒性反应　　　　　　　C. 依赖性

    D. 特异性反应　　　　　E. 药物滥用

9. 老年人常见药物不良反应的表现<u>不包括</u>(　　)

    A. 精神症状　　　　　　B. <u>直立性低血压</u>　　　　C. 永久性耳聋

    D. 尿失禁　　　　　　　E. 毒性反应

10. 有关老年人最佳用药时间,以下<u>错误</u>的是(　　)

    A. 优降糖、糖适平(格列喹酮)在饭前半小时用药

    B. 二甲双胍应在饭后用药

    C. 拜糖苹与食物同服

    D. 治疗变异型心绞痛主张饭后用长效钙拮抗剂

    E. 治疗杓型高血压病应在早晨服用长效降压药

11. 老年人用药期间出现新症状,判断是否属药物不良反应的最简单、最有效的干预措施是(　　)

    A. 增加药物剂量　　　　B. 减少药物剂量　　　　C. 暂停用药

    D. 密切观察新症状　　　E. 调整用药时间

12. 下列哪项<u>不是</u>用药六大原则(　　)

    A. 受益原则　　　　　　B. 五种药物原则　　　　C. 小剂量原则

    D. 半量原则　　　　　　E. 及时停药原则

13. 老年人用药评估<u>不包括</u>以下哪项内容(　　)

    A. 用药史　　　　　　　B. 服药能力　　　　　　C. 各系统功能状况

D. 营养状况　　　　　　E. 心理 – 社会状况

14. 老年人用药应综合考量以下因素，从而找出老年人用药的最佳剂量，其中**不包**括(　　)

A. 体重　　　　　B. 经济状况　　　　　C. 肝、肾功能

D. 年龄　　　　　E. 治疗反应

15. 关于老年人用药安全的健康指导，下列选项**错误**的是(　　)

A. 加强老年人用药的解释工作

B. 指导老年人不随意购买

C. 鼓励老年人首选非药物性措施

D. 告诉老年人一旦发现忘记服药，应及时补量

E. 加强老年人家属的安全用药知识教育

16. 关于老年人选药原则、用药剂量及剂型，下列选项**不正确**的是(　　)

A. 相同作用或副作用的药物应避免合用

B. 根据个体情况选用片剂、胶囊或液体剂型

C. 选用药物种类要少，最好不超过5种

D. 先内服、后外用

E. 我国《药典》规定老年人用药量只用成人量的3/4

17. 关于提高老年人用药依从性的措施，以下**不正确**的是(　　)

A. 药师监督执行

B. 不同药物选择不同服药时间

C. 选择经济可负担、药效好的药物

D. 制订细化措施

E. 建立用药支持

18. 关于老年人有效的给药途径和方法，下列选项**不正确**的是(　　)

A. 老年人宜使用肠溶缓释片

B. 尽量采用口服给药

C. 吞咽困难的老年人不宜选用片剂

D. 吞咽困难的老年人宜选用液体剂型

E. 急性疾患可选用注射、舌下含服等途径给药

A2 型题

1. 张某，男，80岁，服用地高辛，其药动学变化陈述**不正确**的是(　　)

A. 药物吸收速率减慢

B. 药物在体内分布容积增大

C. 肝脏对药物的分解代谢减慢

D. 肾脏对药物的清除率下降

E. 胃肠道血流减少

2. 李某，因感染服用磺胺类药物治疗，护士嘱其多饮水，目的是(　　)

    A. 促进吸收　　　　　　　B. 减少副作用　　　　　　C. 冲淡药味

    D. 防止在肾脏析出晶体　　E. 保护肾脏

3. 赵某，男，因便秘向护士求助咨询，护士随即建议其服用果导片。护士的这种做法违背以下哪项用药原则(　　)

    A. 先明确诊断，后用药

    B. 先非药物疗法，后药物疗法

    C. 先老药，后新药

    D. 先外用药，后内服药

    E. 用药方案简单明了

4. 王某，男，80岁，突发心绞痛，5分钟后自行缓解，医生给予阿司匹林和阿伐他汀，护士交代用药注意事项，以下正确的是(　　)

    A. 硝酸甘油随时备用

    B. 可以用茶、牛奶送药

    C. 阿司匹林最好饭前服用

    D. 如果早上忘记服药，可以同晚上的药一起服用

    E. 再次发生心绞痛时首选硝苯地平

5. 孙某，女，80岁，目前用药有乳果糖、醋酸泼尼松片、丙戊酸钠、阿司匹林肠溶片、多潘立酮（吗丁啉）、氟桂利嗪（西比灵）、胃立康片，共7种药物。她违背了下列哪项用药原则(　　)

    A. 受益原则　　　　　　　B. 用药简单原则　　　　　C. 优先治疗原则

    D. 择时原则　　　　　　　E. 个体化原则

B 型题

    A. 舌下给药　　　　　　　B. 口服给药　　　　　　　C. 皮下注射

    D. 肌内注射　　　　　　　E. 静脉注射

1. 发挥药效最快的给药途径是　　　　　　　　　　　　　　(　　)

2. 胰岛素选用　　　　　　　　　　　　　　　　　　　　　(　　)

3. 硝酸甘油类药物缓解心绞痛时常用　　　　　　　　　　　(　　)

    A. 饭前给药　　　　　　　B. 进餐时给药　　　　　　C. 饭后给药

    D. 晚上给药　　　　　　　E. 睡前给药

4. 瑞伐他汀的给药时间为　　　　　　　　　　　　　　　　(　　)

5. 阿卡波糖的给药时间为　　　　　　　　　　　　　　　　(　　)

6. 氢氧化铝的给药时间为　　　　　　　　　　　　　　　　(　　)

7. 铁剂的给药时间为　　　　　　　　　　　　　　　　　　(　　)

8. 苯巴比妥的给药时间为　　　　　　　　　　　　　　　　(　　)

二、名词解释

1. 老年药物代谢动力学　2. 老年药物效应动力学　3. 药物不良反应
4. 治疗药物浓度监测　　5. 药源性疾病

三、填空题

1. 老年人常见药物不良反应有精神症状、直立性低血压、永久性耳聋、尿潴留和_____。

2. 老年人开始用药一般从成年人剂量的_____开始。

3. 老年人选药原则的"七先七后"是指先确诊，后选药；先非药物疗法，后药物疗法；_____；先老药，后新药；先外用药，后内服药；先内服药，后注射药；_____。

4. 80岁以上老年患者用药应为成年人用量的_____。

5. 老年人患感染性疾病，经抗生素治疗后，宜体温正常_____天再停药。

四、简答题

1. 老年人药物不良反应发生率高的原因有哪些？
2. 老年人对药物的敏感性发生改变，包括哪些方面？
3. 老年人对药物的耐受性降低包括哪些方面？
4. 我国学者塞在金教授的用药六大原则是指什么？
5. 老年人安全用药的护理措施包括哪些方面？
6. 老年人安全用药原则是指什么？

五、论述题

1. 张某，男，80岁，确诊高血压16年，前列腺增生1年。定期服用洛汀新（贝那普利）降压，血压波动在（120～140）／（85～95）mmHg。6小时前出现下腹隆起，不能小便，起立后双眼黑蒙、乏力、耳鸣，平卧数分钟后，症状缓解，但仍不能自行小便。患者平时经常因失眠服用地西泮（安定）等镇静药，还喜用高丽参等多种滋补药品。请问：

（1）该患者可能的药物不良反应有哪些？
（2）预防患者的药物不良反应措施有哪些？
（3）应如何加强患者的药物治疗健康指导？

2. 张某，男，80岁，患者5年前无明显诱因出现烦渴、多饮、多尿，伴有消瘦，体重下降不详，曾在当地查血糖升高，具体不详，诊断为糖尿病，行二甲双胍、诺和龙治疗，空腹血糖控制在7mmol/L左右，患者对病情不重视，常常不按医嘱服药，近期空腹血糖波动在12.0～14.4mmol/L。1个月前患者无明显诱因出现颜面水肿，右侧较明显，有肢端麻木感，皮肤瘙痒，今天突然晕倒来我院就诊，收入内分泌科。请问：

（1）该患者在居家期间最主要的护理诊断/问题是什么？

（2）社区护士应该采取哪些措施提高患者的用药依从性？

（3）社区护士应如何对患者进行药物治疗的健康教育？

第七章　老年人常见健康问题及护理干预 ▷▷▷▷

学习指导

　　通过学习疼痛的评估、疼痛的护理措施，重点掌握老年人疼痛的特点及疼痛管理方案。通过学习跌倒的危险因素的评估、跌倒的预防和处理原则，重点掌握老年人跌倒的危险因素评估方法及预防措施，以及跌倒后正确处理方法等。通过学习老年人便秘和大小便失禁的评估、预防措施和处理原则，重点掌握便秘的预防和处理措施。通过学习挛缩，重点掌握预防挛缩的概念、护理措施；熟悉挛缩的评估方法、康复指导；了解挛缩患者的心理护理要点。通过学习视听觉障碍，重点掌握老年白内障、老年性耳聋的概念；熟悉老年白内障的围术期护理要点；了解老年性耳聋患者助听器的使用及患者的心理护理。通过学习吞咽障碍，重点掌握常用吞咽障碍评估工具；熟悉吞咽障碍患者的护理要点；了解吞咽障碍患者的健康宣教。通过学习口腔干燥，重点掌握口腔干燥的概念；熟悉口腔干燥患者的护理要点；了解口腔干燥的护理评估。通过学习衰弱，重点掌握衰弱的概念、评估工具；熟悉衰弱患者的饮食、运动及心理护理。

习　题

一、选择题

A1 型题

1. 关于老年人疼痛的描述，正确的是(　　　)

    A. 疼痛阈值下降　　　　B. 急性疼痛多见　　　　C. 多为骨关节病引起

    D. 以急重症为多见　　　E. 准确表达自身疼痛

2. 关于老年人疼痛常见部位的描述，不正确的是(　　　)

    A. 四肢关节　　　　　　B. 背部　　　　　　　　C. 胸部、腹部

    D. 头部　　　　　　　　E. 颈部

3. 关于老年人疼痛的表现，不正确的是(　　　)

    A. 慢性病引起的疼痛多见

    B. 持续性疼痛的发生率高于普通人群

    C. 可能导致功能障碍与生活行为受限

    D. 社交能力减退

E. 老年人不愿意服药

4. 下列药物的副作用，未涉及跌倒副作用的是(　　)

    A. 硝苯地平　　　　　　　B. 吗啡　　　　　　　　C. 阿普唑仑

    D. 扑尔敏（氯苯那敏）　　E. 奥美拉唑

5. 下列关于跌倒的危险因素，<u>不正确</u>的是(　　)

    A. 夜尿每晚大于 2 次　　　B. 平衡和步态障碍　　　C. 服用阿片类药物

    D. 居住环境的改变　　　　E. 爱打太极拳

6. 老年人跌倒后髋部疼痛，不能站立行走，应考虑(　　)

    A. 股骨颈骨折　　　　　　B. 腓骨骨折　　　　　　C. 颈骨骨折

    D. 髌骨骨折　　　　　　　E. 肱骨骨折

7. 为了预防患者跌倒，尽量将床的高度设置为(　　)

    A. 随患者意愿　　　　　　B. 最高位　　　　　　　C. 最低位

    D. 方便医护人员操作　　　E. 方便患者家属护理

8. 为预防便秘，每天进行规律体力活动的保持时间是(　　)

    A. 30 ~ 60 分钟　　　　　　B. 15 ~ 30 分钟　　　　C. 30 ~ 45 分钟

    D. 40 ~ 50 分钟　　　　　　E. 10 ~ 15 分钟

9. 使用简易通便剂时，宜取左侧卧位，放松肛门括约肌，将药挤入肛门，保留的时间是(　　)

    A. 2 ~ 5 分钟　　　　　　　B. 10 ~ 15 分钟　　　　C. 5 ~ 10 分钟

    D. 10 ~ 20 分钟　　　　　　E. 5 ~ 15 分钟

10. 作用强、易引起剧烈腹泻、应尽量少用，并在使用过程中注意观察患者有无不适的药物是(　　)

    A. 液状石蜡　　　　　　　B. 番泻叶　　　　　　　C. 麻仁软胶囊

    D. 温和的口服泻药　　　　E. 容积性泻药

11. 有文献报道大黄粉、吴茱萸粉外敷对缓解便秘有一定疗效，外敷的穴位是(　　)

    A. 中脘穴　　　　　　　　B. 右侧天枢穴　　　　　C. 气海穴

    D. 左侧天枢穴　　　　　　E. 神阙穴

12. 加强骨盆底括约肌训练，指导老年人先慢慢收缩肛门肌肉 10 秒，然后再慢慢放松，间歇 10 秒，训练连续的时间是(　　)

    A. 5 ~ 15 分钟　　　　　　B. 15 ~ 20 分钟　　　　C. 10 ~ 15 分钟

    D. 20 ~ 30 分钟　　　　　　E. 5 ~ 10 分钟

13. 指导老年人进行收缩和放松盆底肌肉的锻炼，以增强控制排尿的能力。锻炼一般需坚持的时间是(　　)

    A. 3 个月　　　　　　　　B. 1 个月　　　　　　　C. 2 个月

    D. 4 个月　　　　　　　　E. 6 个月

14. 与"大便反复刺激局部皮肤、辅助用具使用不当"这个护理问题相对应的护理诊断是(　　)

  A. 社会交往障碍

  B. 有皮肤完整性受损的危险

  C. 知识缺乏

  D. 充盈性尿失禁

  E. 功能性尿失禁

15. 以下关于引起老年人挛缩的常见疾病不正确的是(　　)

  A. 脑出血   B. 帕金森病   C. 椎间盘突出症

  D. 类风湿关节炎   E. 糖尿病

16. 以下说法正确的是(　　)

  A. 因下肢屈肌占优势，故上肢肌肉挛缩时，肢体处于屈曲状态

  B. 因上肢屈肌占优势，故下肢肌肉挛缩时，肢体处于屈曲状态

  C. 因下肢屈肌占优势，故下肢肌肉挛缩时，肢体处于屈曲状态

  D. 因上肢屈肌占优势，故上肢肌肉挛缩时，肢体处于伸展状态

  E. 因上肢屈肌占优势，故上肢肌肉挛缩时，肢体处于屈曲状态

17. 关于挛缩护理措施的描述，不正确的是(　　)

  A. 主动运动时，患者用力以引起肌肉紧张或轻度疼痛为度，每个动作重复 5 ~ 8 次，4 ~ 5 次／天

  B. 纤维组织挛缩未形成，或关节外粘连开始之前，可采用持久、温和的牵引以防止挛缩的发生

  C. 通过对肢体进行主动运动、牵张等运动疗法，可使肢体肌群松弛，防止或减弱挛缩的发生

  D. 空手牵张，用手牵拉患肢 30 秒至数分钟后松开

  E. 夹板固定牵张，用特制夹板固定患肢或关节，持续数小时后撤除

18. 体位变化引起的姿势反射可作为抑制痉挛状态的手段，以下说法正确的是(　　)

  A. 从仰卧到俯卧位，可抑制伸肌痉挛

  B. 从俯卧到仰卧位，可抑制伸肌痉挛

  C. 从俯卧到仰卧位，可促进屈肌痉挛

  D. 从仰卧到俯卧位，可抑制屈肌痉挛

  E. 以上均不正确

19. 关于足下垂的描述，不正确的是(　　)

  A. 足下垂又称垂足畸形

  B. 多发生于下肢瘫痪者

  C. 对足部可使用足板托、枕头等物支撑

D. 可穿丁字鞋预防

E. 足与腿呈钝角，保持背屈位，以预防跟腱挛缩

20. 在晶状体明显混浊，眼底镜检查不能辨明眼底情况时，尤为重要的检查是（　　）

　　A. 视力检查　　　　B. 眼压检查　　　　C. 眼底检查

　　D. B超检查　　　　E. 生化检查

21. 关于老年性耳聋描述<u>不正确</u>的是（　　）

　　A. 呈单耳非对称性

　　B. 感音神经性听力损失

　　C. 没有重振或呈不全重振

　　D. 无噪声接触史

　　E. 言语辨别率与纯音听阈不成比例

22. 用药物治疗年龄相关性白内障，正确的是（　　）

　　A. 用药时间要长　　B. 大剂量　　　　C. 联合用药

　　D. 有效的药物　　　E. 目前尚无疗效肯定的药物

23. 关于白内障的护理，以下说法<u>不正确</u>的是（　　）

　　A. 减少引起白内障的危险因素可以减少白内障的发生

　　B. 预防红外线、紫外线和阳光对眼的损伤

　　C. 预防和控制糖尿病、肾功能不全及严重腹泻

　　D. 眼局部和全身用药时要考虑到诱发晶状体混浊的危险

　　E. 目前医疗水平已经能有效地预防白内障

24. 下列最不可能出现传导性耳聋的疾病是（　　）

　　A. 突发性耳聋　　　B. 分泌性中耳炎　　　C. 耳硬化症

　　D. 急性化脓性中耳炎　E. 慢性化脓性中耳炎

25. 洼田饮水试验，结果为分2次以上喝完，无呛咳，属于洼田饮水试验的级别是（　　）

　　A. Ⅰ级　　　　　　B. Ⅱ级　　　　　　C. Ⅲ级

　　D. Ⅳ级　　　　　　E. Ⅴ级

26. 关于吞咽障碍特点的描述，<u>不正确</u>的是（　　）

　　A. 言语困难　　　　B. 声带功能病损　　　C. 口咽肌无力

　　D. 吞咽困难　　　　E. 脑卒中少见的并发症

27. 对咽部吞咽障碍的最准确的诊断工具是（　　）

　　A. 医学病史

　　B. 查体

　　C. 电视荧光摄影检查吞咽

　　D. 床旁评定吞咽，有许多一致性

E. 食管测压

28. 洼田饮水试验，结果为 1 次喝完，伴有呛咳，属于洼田饮水试验的级别是（　　）

    A. Ⅰ级　　　　　　　　　B. Ⅱ级　　　　　　　　　C. Ⅲ级

    D. Ⅳ级　　　　　　　　　E. Ⅴ级

29. 关于吞咽功能评估的说法，<u>不正确</u>的是（　　）

    A. 吞咽困难及误吸是吸入性肺炎最重要的危险因素

    B. 吞咽筛查并非用于量化吞咽障碍的严重程度或指导吞咽障碍的管理，应强调筛查不能进一步替代吞咽功能临床评估和仪器检查

    C. 卒中患者在进食或饮水前应常规进行吞咽障碍筛查，筛查结果异常的患者，应由受过培训的专业人员进一步全面评估

    D. 吞咽困难及营养不良是卒中患者常见的并发症，显著增加卒中患者不良预后风险

    E. 吞咽是一种随意的动作，而不是一种反射

30. 关于口腔干燥症的护理措施，<u>不正确</u>的是（　　）

    A. 常咀嚼无糖型口香糖、含青橄榄或无糖的糖果以刺激唾液分泌

    B. 服用抗胆碱能、抗抑郁、抗组胺等药物导致唾液分泌

    C. 对患干燥综合征的老年人，应多食具有滋阴清热生津作用的食物，少食多餐，忌食辛辣、香燥、温热饮食，严禁吸烟

    D. 保持口腔清洁卫生，对口腔干燥的老年人，早晚要正确刷牙、餐后漱口

    E. 多与口腔干燥的老年人交流，积极地进行心理疏导，详细认真地解释病情

31. 关于口腔干燥症的描述，<u>不正确</u>的是（　　）

    A. 口腔干燥是一种独立的疾病

    B. 其发生与唾液腺自身退行性变化、疾病或用药影响唾液腺分泌有关

    C. 口腔干燥常见于口腔念珠菌感染、口腔慢性下颌下腺炎、腮腺炎、口腔腺体结石等多种疾病

    D. 口腔干燥多见于老年人，据报道 65 岁以上的老年人有 25%~60% 出现口腔干燥

    E. 由于唾液分泌减少，可影响患者口腔黏膜的完整性以及自洁、味觉、吞咽等功能

32. 口腔干燥老年人佩戴的义齿与基牙间易发生菌斑附着，取出义齿并刷洗的最佳时间是（　　）

    A. 清晨、餐后、睡前　　　B. 餐前、餐后、午睡后　　　C. 清晨、餐前、餐后

    D. 清晨、餐前、午睡后　　E. 餐前、午睡后、散步后

33. 关于口腔溃疡治疗的描述，<u>不正确</u>的是（　　）

    A. 可常饮用金银花　　　B. 可常饮用野菊花　　　C. 可常饮用乌梅、甘草

D. 可常饮用绿茶　　　　　E. 常漱洗口腔

34. 关于口腔干燥老年人刷牙的时间，最为合适的是(　　)

A. 1 分钟　　　　　　　B. 2 分钟　　　　　　　C. 3 分钟

D. 4 分钟　　　　　　　E. 5 分钟

35. 关于衰弱非特异性表现的描述，最准确的是(　　)

A. 疲劳、无法解释的体重下降、反复感染

B. 无法解释的体重下降、对周围事物感兴趣

C. 口腔干燥、记忆力下降

D. 易激惹、吞咽障碍

E. 视力、听力下降，记忆力下降

36. 关于衰弱诊断的描述，<u>不正确</u>的是(　　)

A. 衰弱的诊断和评估目前缺少统一的金标准

B. 临床评估多采用 Rockwood 的衰弱指数（frailty index，FI）

C. 衰弱问卷式评分以 FRAIL 量表为主

D. FI 指个体在某一个时点潜在的不健康测量指标占所有测量指标的比例

E. 通常认为 FI≥0.08 提示该老年人衰弱

37. 关于衰弱的说法，<u>不正确</u>的是(　　)

A. 衰弱是一种常见的重要老年综合征

B. 是老年人因生理储备的下降而导致的抗应激能力减退的特异性状态

C. 涉及神经肌肉、内分泌、代谢及免疫等多系统的病理生理改变

D. 增加老年人跌倒、认知功能减退、失能及死亡等负性事件的风险

E. 特征是生理储备功能减弱、多系统失调，机体抗应激能力减退，保持内环境稳定的能力下降，涉及多个器官、系统

38. 关于衰弱患者护理措施的描述，<u>不正确</u>的是(　　)

A. 合理调整膳食结构，应注意适当添加肥肉、动物肝脏等摄入

B. 根据对患者一般状态评估、功能障碍评估、日常活动功能评估的情况制订计划

C. 基于个人兴趣、训练条件和目的选择运动强度、频率、方式和运动时间，制订个体化的运动治疗方案

D. 采用多组分运动干预，即抗阻、有氧、平衡和柔韧性运动相结合的锻炼方法

E. 重度衰弱患者，根据四肢肌力情况制订被动运动方案

39. 关于衰弱 FRAIL 量表的描述，<u>不正确</u>的是(　　)

A. 衰弱问卷式评分（FRAIL 量表），是一种临床评估衰弱的简便快速的方法

B. 条目疲劳感，评定为上周多数时间感到做每件事都很费力

C. 条目阻力感，评定为上一层楼都困难

D. 条目体重下降，评定为 1 年内体重下降 >5%

E. 符合条目 4 项或以上即为衰弱

40. 下列关于老年人谵妄的描述，正确的是（　　）

    A. 疾病缓慢变化的过程

    B. 是老年痴呆前的一种状态

    C. 突然发病，呈波动性

    D. 永久性的认知功能障碍

    E. 不可逆的人、物定向力异常

41. 下列措施中，可以预防谵妄发生的是（　　）

    A. 绝对卧床休息

    B. 尽量减少疼痛药物的使用

    C. 为保证休养，不给予时间提醒

    D. 避免跌倒、烫伤等不良事件的发生

    E. 尽量给予长时间 ICU 入住

A2 型题

1. 刘某，男，65 岁。有高血压病史 22 年，突然出现头晕、头痛，躁动不安，测血压 170/100mmHg，已通知医生，并给予了相应处理，此时从患者安全角度考虑，护理上应注意（　　）

    A. 活动受限　　　　　B. 瘫痪　　　　　　　C. 呕吐

    D. 防跌倒或坠床　　　E. 脑血管意外

2. 张某，女，60 岁。脑卒中，口角向右歪斜，言语含糊，行洼田饮水试验，只需一次吞咽动作即可将水全部咽下，但伴有声音嘶哑或呛咳，属于的级别是（　　）

    A. Ⅰ级　　　　　　　B. Ⅱ级　　　　　　　C. Ⅲ级

    D. Ⅳ级　　　　　　　E. Ⅴ级

3. 李某，男，70 岁。右眼突然胀痛，视力下降明显，伴同侧头痛、恶心、呕吐。检查发现，眼角膜水肿，晶状体混浊，眼压高。其有可能的诊断为（　　）

    A. 脑出血　　　　　　B. 脑梗死　　　　　　C. 白内障

    D. 高血压　　　　　　E. 甲亢

4. 陈某，男，78 岁。因急性心梗收住 ICU，入院后 5 天，突然意识紊乱，时间、空间、人物定向力异常，时好时坏，病情波动，此患者最有可能的问题是（　　）

    A. 谵妄　　　　　　　B. 阿尔茨海默病　　　C. 脑梗死

    D. 心梗再次发作　　　E. 血管性痴呆

5. 史某，女，69 岁，患便秘多年，出现口渴、恶心、腹胀、腹痛、会阴胀痛、欲便不畅等症状。最常用的辅助检查是（　　）

    A. 腹部平片　　　　　B. 乙状结肠镜　　　　C. 直肠镜

    D. 钡餐灌肠　　　　　E. 肛门内超声

6. 老年女性，患小便失禁，能够增强其控制排尿能力的护理措施是（　　）

    A. 膀胱功能训练　　　B. 排尿习惯训练　　　C. 生活方式干预

  D. 盆底肌肉训练   E. 药物治疗

 7. 对于便秘老年人的用药护理，有可能减弱肠道自行排便功能而加重便秘的药物是（ ）

  A. 简易通便剂   B. 刺激性通便药   C. 作用温和的药物

  D. 外用通便剂   E. 泻药

B 型题

  A. 疼痛 0 级   B. 疼痛 1 级   C. 疼痛 2 级

  D. 疼痛 3 级   E. 疼痛 4 级

 1. 患者静卧时痛，翻身咳嗽时加剧，不能忍受，睡眠不受干扰，需用镇痛药，疼痛分级为（ ）

 2. 患者平卧时无疼痛，翻身咳嗽时有轻度疼痛，但可以忍受，睡眠不受影响，疼痛分级为（ ）

  A. α 肾上腺素拮抗剂 B. 雌激素   C. 抗胆碱药物

  D. 非甾体抗炎药   E. 洋地黄类药物

 3. 可使平滑肌松弛，抑制逼尿肌收缩，增加膀胱容量的药物是（ ）

 4. 可促进尿道平滑肌收缩、提高尿道阻力的药物是（ ）

 5. 用于围绝经期妇女，可改善尿急、尿频症状的药物是（ ）

  A. FRAIL 量表   B. 反复唾液吞咽测试   C. 洼田饮水试验

  D. 吞咽造影检查   E. IADL 量表

 6. 属于评估吞咽障碍金标准的是（ ）

 7. 属于评估老年人衰弱的是（ ）

  A. 高龄   B. 疼痛   C. 智力减退

  D. 慢性疾病   E. 体育锻炼

 8. 属于老年人谵妄易患因素的是（ ）

 9. 属于老年人谵妄诱发因素的是（ ）

二、名词解释

1. 疼痛 2. 跌倒 3. 尿失禁 4. 老年性白内障 5. 吞咽障碍 6. 衰弱综合征
7. 谵妄

三、填空题

 1. 发生跌倒的相关因素包括 _____、健康状况、_____、_____、人力资源和环境因素等。

 2. 便秘的并发症包括大便失禁、粪便嵌塞、_____、下尿道症状、_____、_____、直肠脱垂等。

 3. 尿失禁根据其症状不同可分为_____、_____、_____和功能性尿失禁。

4. 挛缩常见的护理问题有 ＿＿＿＿＿＿、＿＿＿＿＿＿、＿＿＿＿＿＿、

＿＿＿＿＿＿。

5. 老年性白内障分为＿＿＿＿＿、＿＿＿＿＿＿及＿＿＿＿＿。

6. 洼田饮水试验可以分为＿＿＿＿级。

7. 刷牙齿的外侧面和内侧面，须从牙龈往牙冠方向旋转刷，牙刷毛束的尖端上牙朝上，下牙朝下，牙刷毛与牙面呈＿＿＿＿＿。

8. 衰弱 FRAIL 量表包括 ＿＿＿＿＿＿、＿＿＿＿＿＿、＿＿＿＿＿＿、

＿＿＿＿＿＿、＿＿＿＿＿＿5 个条目。

9. 常见的谵妄四大类危险因素是＿＿＿＿＿、＿＿＿＿＿、医疗因素和药物。

四、简答题

1. 简述老年人疼痛护理的注意事项。

2. 试述居家老年人预防跌倒的护理。

3. 简述便秘老年人的排便护理。

4. 简述小便失禁老年人的行为疗法。

5. 请简述预防足下垂的护理措施。

6. 请简述老年性白内障常见的护理诊断。

7. 请简述洼田饮水试验结果及判断。

8. 请简述正确的刷牙步骤。

9. 请简述衰弱 FRAIL 量表的内容。

10. 如何预防老年人谵妄的发生？

五、论述题

1. 王某，男，80 岁，独居。傍晚时分邻居发现其跌倒在家门外，当时不能站立。老人诉左髋部疼痛异常，于是被送到医院。有高血压史 20 余年，一直服用 2 种降压药，具体不详。有慢性青光眼病史，视力较差。双膝骨关节炎 10 余年。前一次跌倒是在 2 个月前如厕后，当时可站立和行走，无其他不适。体格检查：体温 37.1℃，脉搏 80 次/分，血压 140/85mmHg，全身体检未见明显异常。X 线摄片检查示患者股骨颈头下型骨折，完全移位。请问：

（1）王某发生跌倒的原因可能有哪些？

（2）王某出院以前，护士应该从哪几个方面指导患者和家属预防再跌倒？

（3）"尊老爱幼"是我们中华民族的传统美德。如果遇到老年人在路边跌倒时，我们每个公民都有义务帮助和救助老年人。请问：老年人跌倒后该如何正确提供帮助呢？

2. 周某，女，67 岁。20 多年前出现咳嗽、大笑、打喷嚏时尿液溢出的症状。去年冬季开始持续咳嗽长达 4 个月，漏尿症状加重。育有一子一女，女儿为产钳助产。子宫

1 度脱垂，膀胱内压正常。站立位时随咳嗽尿液漏出，咳嗽停止后可见漏尿。老伴已过世，子女工作忙、住得远，平时周某一个人居住。请问：

（1）尿失禁包括哪些危险因素？周某患了哪种类型的尿失禁？

（2）采用哪些治疗方法可减轻周某的痛苦？

（3）如何教会周某进行盆底肌训练？

3. 刘某，女，74 岁。因"左眼视物不见 9 个月"，拟"老年性白内障（左眼）"收住我科，入院时神志清楚，精神欠佳，睡眠、饮食正常，大小便正常，查体：体温 36.1℃，脉搏 70 次/分，呼吸 20 次/分，血压 128/78mmHg，既往高血压，否认家族史。患者于 2021 年 1 月 4 日在局麻下行左眼白内障囊外摘除＋人工晶体植入术，术后遵医嘱给予抗炎、止血降眼压，典必殊眼药水滴眼对症处理。请问：

（1）该患者术前主要护理诊断有哪些？

（2）术后护理应注意什么？

（3）你会如何给患者进行出院后宣教？

4. 王某，女，65 岁，已婚。因"左侧肢体活动不利伴吞咽困难 10 天"于 2021 年 3 月 26 日 8 时 10 分以"急性脑血管病"收住我科。患者于入院前 10 天无明显诱因出现左上肢无力，持物不稳，抓握不能，抬举费力，患者未予以重视，后逐渐出现左下肢无力，步态不稳，左右摇晃，需家人搀扶才能站稳，伴吞咽困难，饮水呛咳，严重时甚至不能咽下口水，言语含混，表达欠清，为进一步治疗来我科就诊。

入院查体：体温 36℃，脉搏 95 次/分，呼吸 20 次/分，血压 126/78mmHg。专科查体：神志清，精神欠佳，言语含混，查体欠合作。咽反射迟缓，吞咽困难，饮水呛咳。颈软无抵抗，左侧肢体肌力 3 级，右侧肢体肌力 5 级，四肢肌张力正常，左侧 Babinski 征阳性。请问：

（1）该患者最主要的护理诊断是什么？

（2）作为护士，你应该给吞咽困难的王某做什么试验，以明确其吞咽障碍等级，如何实施？

（3）如何对患者进行心理护理？

5. 陈某，男，70 岁，基层干部，退休 10 年。血压正常、血糖正常、血脂正常，但是，对于各项检查都合格的报告，陈某的自我感觉却不好。他自己觉得退休后这 10 年间，身体是一年不如一年，体力一点点往下走。上班时，工作是他最大的乐趣；退休后，他的生活就没了重心。最近这一年，陈某的体重莫名其妙降了将近 5kg，睡眠也不好，还总觉得浑身没劲，一点家务活都不想干。陈某自己和家人都很重视这种"反常"状况，于是，陈某专门住院做了一系列检查：筛查肿瘤、检查内分泌代谢……查了一圈，什么问题也没有发现，要是从化验结果和影像学检查结果来看，陈某完全称得上"健康"。请问：

（1）该患者最可能的诊断是什么？

（2）该患者护理评估的重点是什么？

（3）如何为患者制订饮食与运动护理计划？

第八章 老年人的心理卫生及护理 ▷▷▷▷

学习指导

在我国大健康背景下，维护和促进老年人的心理健康，是老年人安度晚年的重要条件，做好老年人的心理卫生及护理是提升老年人生活幸福指数的必要手段。本章将介绍老年心理健康的含义、老年人心理变化特点及影响因素、老年人常见心理问题及护理等内容。通过本章学习培养学生树立敬老爱老、奉献敬业的职业情怀，引导学生在未来学习及临床工作实践中关注老年人的心理特点，重点掌握心理健康的概念、老年人的心理特点、维护与促进心理健康的护理措施、老年人常见心理问题的护理；熟悉老年人心理变化的影响因素，老年人焦虑、抑郁的病因及临床表现，能够运用所学知识制订个性化心理护理计划，为老年人提供优质护理服务，满足老年人的健康需求，为今后老年护理工作打下坚实的理论和实践基础。

习 题

一、选择题

A1 型题

1. 老年人的各项心理特征中，衰退最早的是（   ）
   - A. 感知觉
   - B. 记忆力
   - C. 思维
   - D. 人格
   - E. 情绪

2. 老年人记忆力下降的表现，以下不正确的是（   ）
   - A. 记忆力的广度降低
   - B. 远期记忆力下降
   - C. 再认能力减退
   - D. 回忆能力减退
   - E. 机械记忆力下降

3. 引起老年人焦虑的因素中需除外（   ）
   - A. 体力下降
   - B. 应激事件
   - C. 躯体疾病
   - D. 药物
   - E. 认知功能障碍

4. 下列哪项不是诱发老年人出现离退休综合征的因素（   ）
   - A. 个性特点
   - B. 个人爱好
   - C. 人际关系
   - D. 年龄因素
   - E. 性别因素

5. 下列哪项表现说明老年人人格健全（　　）
   A. 感知觉正常　　　　　B. 记忆清晰　　　　　C. 意志坚定
   D. 想象力丰富　　　　　E. 思路清楚

6. 老年人性格的发展倾向哪项<u>不妥</u>（　　）
   A. 对他人缺点错误能谅解、宽容
   B. 注重实际，淡泊名利
   C. 关爱他人，易与他人友好相处
   D. 性格比较温和
   E. 心胸狭隘，易愤怒

7. 老年抑郁的高发年龄是（　　）
   A. 40~50 岁　　　　　B. 50~60 岁　　　　　C. 60~70 岁
   D. 70~80 岁　　　　　E. 90 岁以上

8. 下列哪项<u>不属于</u>老年人正式的社会支持网络中的成员（　　）
   A. 志愿者组织　　　　　B. 社区老年人互助组织　　　C. 医护人员
   D. 附近邻居　　　　　E. 社会工作者

9. 指导丧偶老年人积极面对生活，下列哪项<u>不正确</u>（　　）
   A. 自我安慰　　　　　B. 避免自责　　　　　C. 转移注意力
   D. 建立新的依恋关系　　E. 以上都不是

10. 下列哪项<u>不是</u>影响老年人心理变化的因素（　　）
    A. 感官功能改变　　　　B. 社会角色改变　　　　C. 体力和疾病
    D. 生活环境改变　　　　E. 经济收入减少

11. 老年人维持正常生活的最基本心理条件是（　　）
    A. 认知正常　　　　　B. 情绪健康　　　　　C. 关系融洽
    D. 环境适应　　　　　E. 人格健全

12. 指导老年人共同维护心理健康的措施中，<u>不正确</u>的是（　　）
    A. 指导家人与老人相互理解
    B. 促进家庭成员的相互沟通
    C. 认真对待老人的再婚问题
    D. 老人要善于倾听子女的意见和建议
    E. 子女与父辈发生矛盾后要尽量回避以减少争执

13. 下列哪项说明是维护老年人心理健康的适应原则（　　）
    A. 将老人看成整体的人
    B. 帮助老人调整个人或改造环境
    C. 从自然、社会、文化等多个角度解决问题
    D. 动态关注老人的心理问题
    E. 关注老人的生理心理和社会适应问题

14. 老年焦虑防护措施**不正确**的是(　　)
    A. 评估焦虑程度　　　B. 针对原因处理　　　C. 心理疏导
    D. 家庭支持　　　　　E. 早期用药

15. 当老年人的自尊需要得不到满足，又不能恰如其分、实事求是地分析自己时，就容易产生的心理问题是(　　)
    A. 自卑　　　　　　　B. 焦虑　　　　　　　C. 恐惧
    D. 抑郁　　　　　　　E. 绝望

16. 老年抑郁症患者最严重而危险的表现是(　　)
    A. 自杀　　　　　　　B. 出走　　　　　　　C. 妄想
    D. 恐惧　　　　　　　E. 体重减轻

17. 导致老年人孤独的常见原因**不包括**(　　)
    A. 丧偶　　　　　　　B. 病魔缠身、行动不便　　C. 空巢家庭
    D. 退休　　　　　　　E. 慢性疾病

A2 型题

1. 李某，男，61 岁，高级工程师，去年退休后，自觉体力、精力明显下降，记忆力衰退，两个月来，失眠、食欲下降、活动减少，觉得活着没意思，自己变成傻子了、无用了。该患者可能的心理问题是(　　)
    A. 老年焦虑症　　　　B. 老年抑郁症　　　　C. 离退休综合征
    D. 空巢综合征　　　　E. 高楼住宅综合征

2. 张某，女，65 岁，自入院以来，一直沉默寡言，闷闷不乐，有时偷偷流眼泪，情绪极度低落，则这位老人的主要心理问题可能是(　　)
    A. 焦虑　　　　　　　B. 抑郁　　　　　　　C. 恐惧
    D. 孤独　　　　　　　E. 自卑

3. 刘某，女，70 岁，丧偶两年，独居，不爱出门，不愿与人交往，沉默寡言，对外界动向无动于衷，有时偷偷流泪，睡眠质量差，靠催眠药维持。该患者可能的心理问题是(　　)
    A. 老年期焦虑　　　　B. 空巢综合征　　　　C. 老年期抑郁
    D. 老年期痴呆　　　　E. 老年期自闭症

4. 王某，男，62 岁，担任单位部门主任的工作，近日为迎接上级领导检查，压力很大，担心工作做不好，出现难以入睡、易醒。王某的主要心理问题是(　　)
    A. 焦虑　　　　　　　B. 恐惧　　　　　　　C. 抑郁
    D. 自卑　　　　　　　E. 悲观

5. 刘某，男，75 岁，郁郁寡欢、情绪低落持续 1 个月，经常自责，反复出现想死的念头，给予患者首要的护理措施是(　　)
    A. 饮食护理　　　　　B. 中医护理　　　　　C. 用药护理
    D. 安全护理　　　　　E. 一般护理

6. 李某，男，72 岁，两个月前确诊肺癌，近期发现老人情绪低落、失眠，有时想哭，有自杀念头。现需要为患者进行心理健康评估，首先采用的方法是（　　）

　　A. 汉密顿焦虑量表　　　　B. 焦虑状态特质问卷　　　C. 简易智力状态检查

　　D. 生活满意指数　　　　　E. 汉密顿抑郁量表

7. 张某，女，68 岁，两年前丧偶，膝下有一女儿在国外定居。因无人照顾入住养老院，目前老人主要的心理需求是（　　）

　　A. 苦闷与自卑　　　　　　B. 渴望亲情　　　　　　　C. 自尊心强

　　D. 好胜心强　　　　　　　E. 无特殊需求

8. 吕某，女，72 岁，离休后出现坐卧不安、性格变化明显，出现急躁和发脾气；对任何事都不满或不快；多疑，当听到他人议论工作时，常常烦躁不安，猜疑其有意刺激自己，该老人出现了（　　）

　　A. 离退休综合征　　　　　B. 脑衰弱综合征　　　　　C. 空巢综合征

　　D. 高楼住宅综合征　　　　E. 疑病症

二、名词解释

1. 心理健康　　2. 脑衰弱综合征

三、填空题

1. 增进老年人心理健康的基本原则有_____、_____、_____和发展原则。

2. 老年人自我价值需求包括_____、_____和_____。

3. 焦虑包括指向未来的害怕不安和痛苦的内心体验、精神运动性不安以及伴有自主神经功能失调表现等方面症状，分为_____和_____两类。

4. 高楼住宅综合征的临床表现体现在_____、_____和_____三个方面。

四、简答题

1. 请简述影响老年人心理变化的因素。

2. 请简述老年抑郁的防护措施。

五、论述题

李某，男，66 岁，与老伴一起生活美满，女儿长大成人，事业有成。然而每当他想到父亲是 66 岁这一年去世，再联想到自己也到了这个年头，就不由自主地感到悲哀。半年来，他总是郁郁寡欢。感到躯体不适，以消化道疾病相关症状多见，如胃痛、便秘、腹痛、打嗝、食欲减退、失眠多梦。在多家医院做了详细检查后，结果显示一切正常。但他不相信这些结果，仍到处求医。近来，李某情绪特别容易激动，常为一些小事与家人争吵不休，导致家人谁也不敢惹他。他常感到自己年轻时做过许多错事，不可饶恕（其实，他一直是谨慎严肃的人）。为此他常担心自己和家庭遭到不幸，不敢走出家门，有时坐卧不安，难以入睡，变得越来越消沉、无精打采，也变得越来越悲观，感到自己没用，真是生不如死。他感到父亲在天之灵向他发出召唤，于是想触电身亡，由于开关跳闸而自杀未遂。家人为他着急万分，时时刻刻要人守护他。但李某仍企图不断自杀（割脉、服药、上吊……）。请分析：

1. 患者最可能的诊断是什么？有何依据？
2. 请列出主要护理诊断/问题。
3. 请列出护理措施要点。

第九章 老年常见疾病的护理 ▷▷▷▷

学习指导

老年常见疾病的护理是《老年护理学》中重要的章节，学生通过学习老年慢性阻塞性肺疾病、老年肺炎、老年胃食管反流病、老年高血压、老年脑卒中、老年冠心病等13种老年常见疾病，了解老年疾病特点，并能运用整体护理的理念和护理程序的方法，对老年疾病进行准确的护理，引导学生开展老年常见疾病的循证护理，鼓励最佳证据的应用，以满足老年人的健康需求，促进老年人的康复。同时，鼓励学生能运用中医理论和中医护理技术，丰富老年常见疾病的中医护理实践，促进中医护理的传承和推广应用，增强中医文化自信。

习　题

一、选择题

A1 型题

1. 老年感染性疾病最常见的感染源为（　　　）
   A. 革兰阴性杆菌　　　　　B. 衣原体　　　　　　C. 支原体
   D. 真菌　　　　　　　　　E. 病毒

2. 老年人发生多器官功能障碍综合征最常见的原因为（　　　）
   A. 尿路感染　　　　　　　B. 肺部感染　　　　　C. 脑卒中
   D. 胃出血　　　　　　　　E. 高热

3. 慢性阻塞性肺疾病长期氧疗，每日吸氧时间应超过（　　　）
   A. 7 小时　　　　　　　　B. 9 小时　　　　　　C. 10 小时
   D. 12 小时　　　　　　　 E. 15 小时

4. 慢性阻塞性肺疾病诊断的金指标是（　　　）
   A. 肺功能检查　　　　　　B. CT　　　　　　　　C. 血气分析
   D. 痰培养　　　　　　　　E. X 线检查

5. 下列有关老年 COPD 特点描述不正确的是（　　　）
   A. 呼吸困难更加突出
   B. 症状、体征不典型

  C. 轻度活动不易出现胸闷、气短

  D. 易反复感染

  E. 电解质紊乱、呼吸性酸中毒、肺源性心脏病、休克等并发症较多

6. 医院获得性肺炎是指在入院当时未发生的感染，而是在入院后多长时间发生的（ ）

  A. 12 小时   B. 24 小时   C. 48 小时

  D. 72 小时   E. 96 小时

7. 下面关于老年人医院获得性肺炎的概念<u>不正确</u>的是（ ）

  A. 患者入院 48 小时后感染   B. 患者出院 48 小时内感染   C. 无明确潜伏期

  D. 不伴有急性感染的症状   E. 有明确潜伏期

8. 老年性细菌性肺炎最常见的病原菌是（ ）

  A. 葡萄球菌   B. 大肠埃希菌   C. 肺炎球菌

  D. 铜绿假单胞菌   E. 克雷伯杆菌

9. 对于低氧血症和高碳酸血症老年性肺炎患者，通常正确的给氧方法是（ ）

  A. 高流量、高浓度   B. 高流量、低浓度   C. 低流量、低浓度

  D. 低流量、高浓度   E. 高压氧舱

10. 老年性肺炎的高危因素是（ ）

  A. 口咽部细菌密度升高

  B. 吞咽障碍

  C. 机体免疫功能及防御功能下降

  D. 多存在基础疾病

  E. 以上都是

11. 老年性肺炎并发症多，大部分与原有慢性基础疾病有关，常见的并发症有（ ）

  A. 休克   B. 脓毒血症   C. 呼吸衰竭

  D. 心力衰竭   E. 以上都是

12. 诊断老年性肺炎最重要的是（ ）

  A. 发热，WBC 升高

  B. 肺实变体征和（或）闻及湿啰音

  C. 咳嗽、咳痰等呼吸道症状

  D. 影像学检查并排除其他疾病

  E. 中性粒细胞总数升高

13. 老年性肺炎最常见的病原体是（ ）

  A. 细菌   B. 病毒   C. 支原体

  D. 衣原体   E. 真菌

14. 老年胃食管反流病的典型症状 （   ）

    A. 反流、烧心   B. 吞咽困难   C. 心前区疼痛

    D. 咳嗽   E. 嗳气

15. 关于老年胃食管反流病患者的健康指导不正确的是（   ）

    A. 避免增加腹压

    B. 避免弯腰和举重物

    C. 少量多餐、避免进食过饱

    D. 餐后平卧休息

    E. 减少脂肪的摄入量

16. 以下关于老年胃食管反流病的治疗措施不正确的是 （   ）

    A. 口服兰索拉唑   B. 口服莫沙必利   C. 口服阿托品

    D. 口服奥美拉唑   E. 口服硫糖铝

17. 老年胃食管反流病的烧心症状多在何时加重 （   ）

    A. 进餐前   B. 进餐后   C. 睡前

    D. 腹压减低   E. 没有明显差别

18. 老年胃食管反流病患者应禁食 （   ）

    A. 高维生素饮食   B. 高脂肪饮食   C. 高蛋白饮食

    D. 低脂肪饮食   E. 高纤维素饮食

19. 为了改善平卧位时食管的排空功能，老年胃食管反流病患者睡眠时将床头抬高（   ）

    A. 10～15cm   B. 15～30cm   C. 30～40cm

    D. 40～50cm   E. 50～60cm

20. 以下关于老年高血压的临床表现不正确的是（   ）

    A. 单纯收缩期高血压多见   B. 血压波动大   C. 症状少而并发症多

    D. 合并多种疾病   E. 脉压减小

21. 以下关于老年高血压患者降压目标陈述正确的是（   ）

    A. 年龄 65 岁，血压 140/90mmHg，血压应降至 ＜140/90mmHg

    B. 年龄≥65 岁，血压≥140/90mmHg，血压应降至 ＜150/90mmHg

    C. 年龄≥65 岁，血压≥140/90mmHg，血压应降至 ＜130/90mmHg

    D. 年龄≥80 岁，血压≥150/90mmHg，首先应将血压降至 ＜140/90mmHg

    E. 衰弱的高龄高血压患者，血压≥160/90mmHg，收缩压控制目标为 ＜140mmHg

22. 以下关于老年高血压患者用药护理正确的是（   ）

    A. 初始剂量大，血压稳定后逐渐减量

    B. 应用长效剂型，每日 1 次

    C. 睡前服用降压药，以有效控制夜间血压

    D. 避免两种或多种降压药联合应用，以免增加副作用

E. 无并存疾病的老年高血压宜首选 β 受体阻滞剂

23. 以下预防直立性低血压的方法**不正确**的是(　　)

　　A. 服药后卧床 10 ~ 20 分钟

　　B. 避免长时间站立

　　C. 改变姿势时动作应缓慢

　　D. 沐浴时避免水温过高

　　E. 测量并记录卧、立位血压，注意两者是否相差过多

24. 以下关于老年高血压患者健康教育**不正确**的是(　　)

　　A. 定时服药，血压正常后方可停药

　　B. 定时测血压

　　C. 减少盐的摄入

　　D. 戒烟限酒

　　E. 适当运动

25. 下列为脑血管疾病的危险因素，其中无法干预的因素为(　　)

　　A. 高血压　　　　　B. 心脏病　　　　　C. 糖尿病

　　D. 年龄　　　　　　E. 短暂性缺血发作

26. 老年人 70% ~ 80% 的脑出血是由于(　　)

　　A. 高血压并发细小动脉硬化　B. 心脏病　　　　C. 糖尿病

　　D. 高脂血症　　　　　E. 以上都是

27. 诊断急性脑血管病首选的辅助检查项目为(　　)

　　A. 血、尿、便常规检查　　B. 头颅 CT 或 MRI　　C. 心电图检查

　　D. 脑脊液检查　　　　E. 检查病理反射

28. 脑栓塞的临床表现，叙述**不正确**的是(　　)

　　A. 大多数由冠心病及大动脉病变引起

　　B. 老年人意识障碍和癫痫的发生率高

　　C. 起病急骤，在数秒或很短的时间内症状发展至高峰

　　D. 多在安静休息时或在睡眠中发病

　　E. 神经系统的体征不明显

29. 以下冠心病发病因素中不可改变的因素是(　　)

　　A. 老年　　　　　B. 高血脂　　　　　C. 高血压

　　D. 糖尿病　　　　　E. 缺乏体力活动

30. 服用硝酸甘油，以下**不正确**的是(　　)

　　A. 3 ~ 5 分钟不缓解，不可再次使用

　　B. 发作频繁，可静脉滴注

　　C. 控制滴速

　　D. 防止低血压

E. 部分患者出现面部潮红

31. 老年心绞痛发作说法不正确的是( )

    A. 不稳定性心绞痛多见　　B. 可表现为牙疼　　　　C. 疼痛程度较重

    D. 可表现为烧心　　　　　E. 肺部感染可导致

32. 老年心绞痛发作服用硝酸甘油，说法不正确的是( )

    A. 舌下含服效果好

    B. 可重复使用

    C. 可出现面部潮红、头痛、头晕等

    D. 用棕色瓶装

    E. 静脉输注，滴速不用控制

33. 高龄老人发生心梗常见诱因是( )

    A. 发热和感染　　　　　　B. 年龄　　　　　　　　C. 高血压

    D. 糖尿病　　　　　　　　E. 运动

34. 以下关于糖尿病患者运动治疗的原则不正确的是( )

    A. 宜在空腹时进行　　　　B. 因人而异　　　　　　C. 循序渐进

    D. 量力而行　　　　　　　E. 防止低血糖等意外发生

35. 下列属于糖尿病急性并发症的是( )

    A. 糖尿病神经病变　　　　B. 酮症酸中毒　　　　　C. 糖尿病视网膜病变

    D. 动脉粥样硬化　　　　　E. 糖尿病肾病

36. 不适宜老年糖尿病患者的运动形式( )

    A. 步行　　　　　　　　　B. 慢跑　　　　　　　　C. 打篮球

    D. 游泳　　　　　　　　　E. 打太极拳

37. 以下关于诱发老年骨质疏松的易发因素陈述不正确的是( )

    A. 高蛋白饮食　　　　　　B. 大量饮用咖啡、浓茶　C. 吸烟

    D. 常常锻炼　　　　　　　E. 光照减少

38. 以下关于老年骨质疏松临床表现的描述不正确的是( )

    A. 疼痛固定在腰背附近　　B. 负重能力下降　　　　C. 严重常伴有驼背

    D. 容易发生骨折　　　　　E. 常见为脆性骨折

39. 以下关于骨质疏松患者骨折的描述不正确的是( )

    A. 是患者活动受限、寿命缩短的最常见并发症

    B. 常因打喷嚏、弯腰等动作诱发

    C. 老年前期以股骨上端多见

    D. 老年期以后以腰椎等多见

    E. 脊柱压缩性骨折可导致胸廓畸形

40. 骨质疏松诊断金标准是( )

    A. 骨钙素　　　　　　　　B. X 线　　　　　　　　C. 骨密度 DXA

    D. 骨密度定量 CT   E. 尿羟赖氨酸糖苷

41. 以下对于老年骨关节病描述正确的是（ ）

    A. 一般多发于 50 岁之后

    B. 髋关节炎是最常见的一类

    C. 男性多于女性

    D. 患者无法活动

    E. 50 岁以上每个年龄段发病率相近

42. 以下关于老年骨关节病临床表现的描述不正确的是（ ）

    A. 早期关节疼痛休息后可缓解

    B. 关节活动时有响声

    C. 关节僵硬

    D. 疼痛次数随时间增加

    E. 休息时关节疼痛增加

43. 以下关于老年骨关节病的关节肿胀、畸形描述不正确的是（ ）

    A. 伴有滑膜炎时，关节内积液

    B. 肿胀常见于膝关节

    C. 有些患者膝关节不能伸直，呈屈曲挛缩

    D. 关节畸形一般紧随早期疼痛一起出现

    E. 可以通过调节体位缓解疼痛

44. 老年骨关节病诊断金标准是（ ）

    A. MRI   B. X 线   C. CT

    D. C 反应蛋白   E. 蛋白电泳

45. 以下关于老年骨关节炎健康教育不正确的是（ ）

    A. 使用通俗易懂的语言   B. 避免潮湿，注意保暖   C. 控制体重

    D. 烹饪食物采用动物油   E. 避免长时间跑、跳、蹲

46. 帕金森病最常见的首发症状是（ ）

    A. 肌强直   B. 运动迟缓   C. 静止性震颤

    D. 冻结现象   E. 姿势步态障碍

47. 以下关于帕金森病患者早期震颤描述正确的是（ ）

    A. 震颤多始于双侧上肢远端

    B. 静止时出现或明显

    C. 随意运动时加重

    D. 行走时手部静止性震颤减轻

    E. 入睡后仍持续不断出现

48. 以下关于帕金森病患者用药护理陈述正确的是（ ）

    A. 初始剂量要大，以尽快控制病情

B. 强调个体化治疗

C. 病情稳定后即可停药

D. 避免两种或多种药物联合应用，以免增加副作用

E. 服用左旋多巴时应与高蛋白食物同服，以增加药物的吸收

49. 以下关于帕金森病患者的日常生活指导<u>不正确</u>的是（　　）

A. 保持充足的睡眠

B. 保持规律的生活

C. 选择容易穿脱的衣服

D. 尽量不穿系带鞋

E. 家属应尽量帮助患者完成日常生活活动

50. 以下关于帕金森病临床表现的描述<u>不正确</u>的是（　　）

A. 面具脸　　　　　B. 慌张步态　　　　　C. 搓丸样动作

D. 小写症　　　　　E. 动作时震颤加剧

51. 以下关于帕金森病表述<u>不正确</u>的是（　　）

A. 多在中老年期发病

B. 主要表现为静止性震颤、运动迟缓、肌强直

C. 常规辅助检查无特殊发现

D. 早期发现、早期治疗可治愈

E. 便秘、睡眠障碍也是帕金森病患者常见的症状

52. 关于隐匿性抑郁症的主要临床特点，正确的是（　　）

A. 心境低落　　　　B. 思维迟缓　　　　C. 活动减少

D. 记忆减退　　　　E. 躯体症状为主

53. 老年抑郁症发作最危险的病理意向活动是（　　）

A. 自杀企图和行为　　B. 情感低落　　　　C. 思维障碍

D. 意志活动减退　　　E. 躯体或生物学症状

54. 抑郁症患者自杀发生的最危险时期是（　　）

A. 饭后　　　　　　B. 中午　　　　　　C. 晚上

D. 凌晨　　　　　　E. 傍晚

55. 阿尔茨海默病临床首发症状是（　　）

A. 记忆障碍　　　　B. 定向障碍　　　　C. 人格障碍

D. 思维障碍　　　　E. 睡眠障碍

56. 老年良性记忆减退与阿尔茨海默病最主要的区别是后者（　　）

A. 记忆障碍程度轻　　B. 社会功能减退不明显　C. 非进行性发展

D. 疾病进行性进展　　E. 智能减退不明显

A2 型题

1. 王某，男，65 岁，因"胃脘不适，恶心、呕吐、腹泻 1 天"，既往有冠心病史，门诊医生诊断为"急性胃肠炎"，给予抗炎解痉护胃治疗，回家后服用药物 2 天一直未见好转，并出现胸闷气促而去医院急诊，经心电图检查和心肌酶监测，诊断为"急性心肌梗死"，该老年人表现出老年人患病的何种特点（　　）

    A. 多病共存　　　　　　B. 临床表现不典型　　　　C. 容易出现并发症

    D. 发病隐匿　　　　　　E. 病因复杂

2. 杨某，男，70 岁，既往有慢性阻塞性肺疾病，吸烟20 年，今经治疗后好转，拟出院，护士告诉其家属应当督促患者戒烟，这体现了老年护理的哪一个护理原则（　　）

    A. 重视病情观察

    B. 基础护理和专科护理并重

    C. 治疗与康复相结合

    D. 身心护理相结合

    E. 加强出院指导

3. 王某，男，62 岁。咳嗽 30 年，近日咳大量脓痰，气憋，下肢水肿。首先应考虑什么病（　　）

    A. 支气管扩张　　　　　B. 慢性阻塞性肺疾病　　　C. 支气管哮喘

    D. 慢性肺脓肿　　　　　E. 肺癌感染

4. 张某，男，患慢性阻塞性肺气肿，剧烈咳嗽后突然出现右侧剧烈胸痛、呼吸困难加重，右胸叩诊鼓音，应考虑的并发症为（　　）

    A. 慢性肺心病　　　　　B. 肺炎　　　　　　　　　C. 自发性气胸

    D. 肺不张　　　　　　　E. 胸膜炎

5. 李某，男，65 岁。突然畏寒、发热伴胸痛 1 天，胸透见右中肺有大片炎性阴影，诊断为肺炎球菌性肺炎。若患者体温 40.5℃，脉搏细弱，血压 90/60mmHg，在观察病情中特别警惕发生（　　）

    A. 晕厥　　　　　　　　B. 昏迷　　　　　　　　　C. 心律失常

    D. 休克　　　　　　　　E. 惊厥

6. 王某，男，70 岁，近半个月来咳嗽、咳痰，今晨呼吸困难加重，神志恍惚，烦躁不安。查体：体温 38.4℃，脉搏 120 次/分，血压 130/80mmHg，呼吸 38 次/分，口唇发绀，两肺底闻及湿啰音。该患者应慎用（　　）

    A. 镇静剂　　　　　　　B. 祛痰剂　　　　　　　　C. 解痉平喘药

    D. 呼吸兴奋剂　　　　　E. 抗感染药物

7. 张某，男，82 岁。平时口腔卫生较差，近日出现咳嗽、咳痰、发热、气促明显，就诊当日又出现神志不清，发绀，血气分析示：pH7.3，$PaO_2$40mmHg，$PaCO_2$70mmHg。应给予（　　）

    A. 高浓度、高流量持续吸氧

B. 高浓度、高流量间断吸氧

C. 低浓度、低流量间断吸氧

D. 低浓度、低流量持续吸氧

E. 酒精湿化吸氧

8. 赵某，男，86岁。因链球菌肺炎住院，体温41.5℃，脉搏细弱，四肢厥冷，血压85/60mmHg。在观察病情中应特别注意（　　）

    A. 瞳孔　　　　　　　　B. 昏迷　　　　　　　　C. 心律失常

    D. 血压及脉搏　　　　　E. 体温

9. 王某，男，68岁，平素体健。淋雨后发热，咳嗽、咳痰2天，经治疗后病情进一步发展，体检：体温40℃，脉搏120次/分，呼吸28次/分，血压80/50mmHg，患者面色苍白，口唇发绀，右下肺叩诊音稍浊，听到少量湿啰音。应首先考虑的诊断是(　　)

    A. 支气管哮喘　　　　　B. 老年性肺炎　　　　　C. 右侧胸膜炎

    D. 右侧气胸　　　　　　E. 肺脓肿

10. 吴某，男，66岁，患有胃食管反流病，下列检查对其诊断没有帮助的是(　　)

    A. 质子泵抑制剂试验治疗　B. 运动平板检查　　　　C. 内镜检查

    D. 食管 pH 监测　　　　E. 食管 X 线检查

11. 刘某，男，64岁，胸骨后烧灼样疼痛两周，伴嗳气，偶有吞咽不畅。口服奥美拉唑治疗两周后疼痛缓解。应首先考虑的诊断是（　　）

    A. 消化性溃疡　　　　　B. 食管癌　　　　　　　C. 心绞痛

    D. 贲门失迟缓综合征　　E. 胃食管反流病

12. 王某，男，78岁，胸痛、吞咽困难2周，既往反酸、烧心10余年，口服抑制酸剂可缓解，为明确诊断首选的检查是（　　）

    A. 心电图　　　　　　　B. 冠状动脉造影　　　　C. 胃镜

    D. 24 小时食管 pH 检测　E. 超声心动图

13. 白某，男，65岁。反酸、烧心5年，胃镜检查：食管下段黏膜多发条形破损，相互融合，该患者首选的治疗药物是（　　）

    A. 奥美拉唑　　　　　　B. 法莫替丁　　　　　　C. 硫糖铝

    D. 枸橼酸铋钾　　　　　E. 铝碳酸镁

14. 田某，男，66岁，原发性高血压6年，现血压为150/100mmHg，下列治疗要点中正确的是(　　)

    A. 应快速降压

    B. 血压继续升高时再进行治疗

    C. 在生活方式干预的同时启动降压药物治疗

    D. 血压应控制在 150/90mmHg 以下

    E. 应绝对卧床休息

15. 张某，男，65 岁，原发性高血压 5 年。因使用复方降压片后心动过缓而改用硝苯地平片，护士指导患者改变体位时动作要慢，目的是（   ）

    A. 避免引起血压升高

    B. 避免诱发高血压脑病

    C. 避免诱发脑血管意外

    D. 避免发生直立性低血压

    E. 避免发生心源性脑缺血综合征

16. 王某，男，78 岁，原发性高血压 10 年。平时不愿遵从医护人员的建议，常常自行减药或停药。以下关于提高患者服药依从性的陈述<u>不正确</u>的是（   ）

    A. 以真诚的态度与患者交流，鼓励其表达不愿按时服药的原因

    B. 用通俗的语言向患者解释定时、定量服药的重要性

    C. 耐心倾听患者的表达，从患者的角度理解其困难

    D. 以平等的身份与患者共同商讨解决问题的办法

    E. 强调按时服药的重要性，以权威的身份要求患者必须遵从

17. 刘某，男，67 岁，有高血压病史 10 年，糖尿病史 3 年，有长期吸烟史。因情绪激动出现昏睡，呼之不醒，即送医院急诊。体检：患者意识不清，瞳孔缩小，双眼凝视一侧，右侧肢体偏瘫，血压 160/90mmHg，呼吸 24 次/分，心率 98 次/分，初步诊断为脑出血。在治疗患者的过程中，首要的措施是（   ）

    A. 降低血压

    B. 用中药治疗

    C. 应用止血药，阻止脑内继续出血

    D. 控制脑水肿，降低颅内压

    E. 补充营养

18. 王某，男，63 岁，因脑出血用 20% 甘露醇治疗。下列关于甘露醇的用法，叙述<u>不正确</u>的是（   ）

    A. 应快速滴入

    B. 注意防止药液外渗

    C. 最好同时应用吗啡

    D. 注意尿量变化，注意电解质变化

    E. 防止低钾血症和肾功能受损

19. 李某，男，65 岁，原身体状况良好，在家中宴请宾客时突然跌倒，当时意识清醒，自己从地上爬起，后因左侧肢体无力再次跌倒，并出现大小便失禁，随后患者意识模糊呈嗜睡状态，诊断为"急性脑出血"入院。此患者医嘱用甘露醇，其目的是（   ）

    A. 抗感染   B. 镇静   C. 脱水降颅压

    D. 预防上消化道出血   E. 降血压

20. 黄某，男，65岁，糖尿病8年，注射普通胰岛素后1小时方可进餐，此时该老人出现头昏、心悸、多汗、饥饿感，护士应首先考虑发生了(　　)
    A. 血容量不足　　　　　　B. 胰岛素过敏　　　　　C. 低血糖反应
    D. 酮症酸中毒早期　　　　E. 高渗性昏迷先兆

21. 孟某，男，68岁，因身体不适来院就诊，诊断为2型糖尿病。患者平素饮食无节制，嗜好烟酒，不爱运动，护士应告知患者引发老年糖尿病的原因，但不包括(　　)
    A. 高糖　　　　　　　　　B. 高脂　　　　　　　　　C. 适当运动
    D. 超重　　　　　　　　　E. 高热量饮食

22. 患者，男，70岁，确诊为骨质疏松症，主诉腰背部时常疼痛不适，作为患者的责任护士给予患者对症指导，以下提醒注意的事项不正确的是(　　)
    A. 枕头不宜过高
    B. 仰卧时在腰下垫上薄枕
    C. 可以通过热水浴、按摩放松肌肉
    D. 严重时应遵医嘱服用止痛剂
    E. 平时坚持卧床，不要到处活动

23. 王某，66岁，确诊为骨质疏松症，治疗后即将出院，护士给予出院饮食指导，下面关于钙摄入量正确的是(　　)
    A. 1000～1200mg/d　　　B. 1000～1500mg/d　　　C. 大于1500mg/d
    D. 大于2000mg/d　　　　E. 1500～2000mg/d

24. 孙某，70岁，确诊为膝骨关节炎，疼痛发作期为其做健康指导，以下说法不正确的是(　　)
    A. 急性发作应绝对卧床休息
    B. 肥胖者应控制饮食，减轻体重
    C. 尽量减少上下楼梯
    D. 必要时可以采取理疗和按摩缓解疼痛
    E. 指导其学会使用手杖或拐杖

25. 李某，男，65岁，右手抖动，动作缓慢4年，考虑为帕金森病，体检时最不可能出现的症状是(　　)
    A. 右上肢肌张力减低　　　B. 右上肢静止性震颤　　　C. 面部表情刻板
    D. 行走时步距变小　　　　E. 行走时右上肢连带动作消失

26. 王某，男，65岁。诊断为抑郁症2年，半年前因老伴去世，病情加重，有强烈的自杀企图，服药不缓解，必须有家人陪伴。可考虑为其提供的治疗是(　　)
    A. 加大药物剂量治疗为主　B. 心理治疗为主　　　　　C. 支持治疗为主
    D. 睡眠剥夺治疗为主　　　E. 电抽搐治疗为主

27. 赵某，女，70岁，丧偶2年，独居，不爱出门，不愿与人交往，沉默寡言，对外界动向无动于衷，有时偷偷流泪，睡眠质量差，靠安眠药维持。下列护理措施中，<u>不正确</u>的是(   )

    A. 让亲朋好友经常看望

    B. 保证睡眠，睡前可温水泡脚

    C. 遵医嘱服药，不可胡乱吃药

    D. 鼓励子女与老人同住

    E. 因老人无自杀言行，不必担心自杀

28. 王某，男，66岁。因阿尔茨海默病收住院。一天深夜，护士小张发现老人在走廊里溜达，他说找他的妻子，下列护士的做法，正确的是(   )

    A. 采取就事论事的态度帮助他返回病房

    B. 提醒他回到自己的房间

    C. 提醒他现在在哪里，评估为什么睡眠困难

    D. 让他睡在休息室，这样他不会打扰他人

    E. 立即给予安眠药

29. 李某，女，70岁，文盲。日常生活不能自理，记忆力下降，不知道自己住在哪里；注意力不集中，答非所问；不认识自己的儿女，有时对人漠不关心，有时大吵大闹。时常走失，经医院诊断为阿尔茨海默病。请根据患者的情况判断以下护理措施中<u>不正确</u>的是(   )

    A. 照顾老年人的生活起居

    B. 辅助药物治疗，观察患者反应

    C. 加强认知方面的锻炼

    D. 提供相应的心理护理

    E. 老年人在早期发生认知方面的改变可以不予理睬

30. 赵某，女，74岁，既往无高血压史，记忆力进行性下降6年。近年常因忘记关煤气而引起厨房着火，不知如何烹饪，熟悉的物品说不出名称，只会说"那样东西"。夜间定向障碍，行为紊乱。肌力正常，无共济失调，脑部CT示有广泛脑萎缩。考虑最可能的诊断是(   )

    A. 多发性脑梗死

    B. 阿尔茨海默病健忘期

    C. 阿尔茨海默病混乱期

    D. 阿尔茨海默病极度痴呆期

    E. 血管性痴呆

B 型题

    A. 心血管疾病   B. 冠心病   C. 恶性肿瘤

    D. 肺气肿   E. 肺部感染

1. 我国 80 岁以上老年人常见死亡原因为 （ ）
2. 我国 60~69 岁老年人常见死亡原因为 （ ）

    A. 溴己新　　　　　　　B. 青霉素 G　　　　　　C. 氨茶碱

    D. 胆碱能受体阻断剂　　E. 复方止咳露

3. 胃溃疡患者慎用 （ ）
4. 前列腺肥大患者慎用 （ ）

    A. 肺炎链球菌　　　　　B. 流感嗜血杆菌　　　　C. 肺炎支原体，衣原体

    D. 革兰阴性杆菌　　　　E. 铜绿假单胞菌

5. 老年人 CAV 最常见的病原体为 （ ）
6. 老年人 HAP 最常见的致病菌为 （ ）

    A. 西沙必利　　　　　　B. 硫糖铝　　　　　　　C. 奥美拉唑

    D. 阿托品　　　　　　　E. 阿司匹林

7. 抑制胃酸分泌药 （ ）
8. 促胃肠动力药 （ ）
9. 保护胃黏膜药 （ ）
10. 损伤胃黏膜的药物 （ ）
11. 降低食管下括约肌压力的药物 （ ）

    A. 钙拮抗剂

    B. 噻嗪类利尿剂

    C. 血管紧张素转换酶抑制剂 （ACEI）

    D. 血管紧张素 II 受体拮抗剂 （ARB）

    E. β 受体阻滞剂

12. 对老年高血压尤其有效，可作为一线降压药物，并作为联合用药的首选是

    （ ）

13. 治疗老年高血压的首选药物，特别适用于 ISH 患者的是 （ ）
14. 无并存疾病的老年高血压<u>不宜</u>首选的是 （ ）

    A. 硝酸酯类　　　　　　B. 降脂剂　　　　　　　C. 钙离子拮抗剂

    D. 阿司匹林　　　　　　E. 他汀类降脂药

15. 在老年心绞痛发作时，首选药物是 （ ）
16. （ ） 是老年心肌梗死后常用的标准治疗药物 （ ）

    A. 胰岛素治疗　　　　　B. 增加运动疗法　　　　C. 加大降糖药剂量

    D. 增加用药次数　　　　E. 住院进一步检查

17. 患者，女，63 岁，身高 155cm，体重 75kg。因身体不适，到医院就诊，经检查确诊为 2 型糖尿病。护理人员指导老人按医嘱服用降糖药，并要进行饮食控制。为达到更好的治疗效果，建议该患者 （ ）

18. 对于老年 2 型糖尿病患者，一旦出现昏迷，正确的处理方法是 （ ）

  A. 陆地运动

  B. 低冲击性训练（如水上运动等）

  C. 肌肉等长收缩训练

  D. 负重训练

  E. 床上足背屈等活动

19. 身体功能好，无骨折风险且无明显活动受限，选择 （   ）

20. 疼痛而活动受限，选择 （   ）

21. 骨折高风险且不能耐受高强度运动，选择 （   ）

  A. 中医功法　　　　　　 B. 透明质酸钠　　　　　 C. 激素类

  D. 有氧运动　　　　　　 E. 非甾体类药物

22. 关节僵硬，针对性治疗选择 （   ）

23. 关节疼痛，针对性治疗选择 （   ）

24. 关节肿胀，针对性治疗选择 （   ）

  A. 搓丸样动作　　　　　 B. 铅管样强直　　　　　 C. 齿轮样强直

  D. 小写症　　　　　　　 E. 冻结现象

25. 属于帕金森病静止性震颤的表现是 （   ）

26. 属于帕金森病运动迟缓的表现是 （   ）

27. 属于帕金森病姿势步态障碍的表现是 （   ）

  A. 思考问题困难　　　　 B. 忘记亲人的名字　　　 C. 不能理解语言

  D. 兴趣下降　　　　　　 E. 周身乏力

28. 属于老年抑郁症临床表现中的情感障碍的是 （   ）

29. 属于老年抑郁症临床表现中的思维障碍的是 （   ）

  A. 记忆力明显减退　　　 B. 视空间辨认障碍　　　 C. 生活完全不能自理

  D. 性格发生改变　　　　 E. 情绪不稳定

30. 上述表现中，属于阿尔茨海默病第二阶段表现的是 （   ）

31. 上述表现中，属于阿尔茨海默病第三阶段表现的是 （   ）

二、名词解释

1. 老年疾病的一级预防　　　 2. 慢性阻塞性肺疾病　　　 3. 老年性肺炎

4. 医院获得性肺炎　　　　　 5. 胃食管反流病　　　　　 6. 老年高血压

7. 脑卒中　　　　　　　　　 8. 心绞痛　　　　　　　　 9. 老年糖尿病

10. 骨质疏松症　　　　　　　 11. 退行性骨关节病　　　　 12. 帕金森病

13. 老年期抑郁症　　　　　　 14. 阿尔茨海默病

三、填空题

1. 老年人由于老化，内环境更容易失稳定，极易患病，且患病后临床特点表现为

_____，_____，_____，_____。

2. COPD 老年人多有体力消耗及慢性营养不良，应及时给予_____、_____、_____、_____饮食。

3. 老年性肺炎最常见的病因是_____。

4. 老年性肺炎临床症状的四高四低现象，表现为高_____、高_____、高_____、高_____及低_____、低_____、低_____、低_____等特点。

5. 老年性肺炎按发病机制分为_____、_____、_____、_____。

6. 老年性肺炎按发病地点分为_____、_____、_____。

7. 对于年老体弱、肺功能不全者在应用镇静药和镇咳药时，应密切观察_____和_____受抑制的情况。

8. 老年胃食管反流病典型症状为_____、_____。

9. 非典型的老年胃食管反流病疼痛可放射至_____、_____、_____、_____及_____。

10. 老年高血压降压治疗应强调_____达标。

11. 对肢体瘫痪老年人穿脱衣顺序按照"先脱_____，后脱_____，先穿患侧后穿健侧"，"先脱近侧后脱远侧，先穿_____后穿_____"的原则进行。

12. 对患有高血压、冠心病、心肌梗死等疾病的老年人，当用力屏气排便时，可诱发_____、_____及严重的心律失常，甚至发生_____。

13. 治疗糖尿病最基本的措施是_____。

14. 骨质疏松症常用药物包括_____、_____和_____。

15. 老年骨关节病在 X 线上的三大典型表现包括_____、_____、_____。

16. 老年骨关节病常见的主要临床表现包括_____、_____、_____、_____和_____。

17. 发生运动并发症时可将左旋多巴的服用安排在餐前_____小时或餐后_____小时服用。

18. 抑郁症发生的典型症状是_____、_____和_____。

19. 老年期痴呆的类型主要包括_____、_____、_____和_____。

四、简答题

1. 请简述老年疾病常见并发症。
2. 请简述老年 COPD 的治疗及护理原则。
3. 请简述老年性肺炎的分类。
4. 请简述老年胃食管反流病的分类。
5. 请简述老年胃食管反流病的病因。
6. 请简述老年胃食管反流病的危险因素。

7. 请简述老年高血压的治疗及护理目标。

8. 请简述预防直立性低血压的方法。

9. 请简述老年脑卒中常见护理诊断。

10. 请简述老年急性心肌梗死的临床表现。

11. 请简述老年糖尿病的临床表现。

12. 请简述老年骨质疏松症的主要临床表现。

13. 请简述老年骨关节病的主要临床表现。

14. 请简述老年骨关节病治疗中使用的非甾体药物的主要类型。

15. 请简述帕金森病的治疗及护理目标。

16. 请简述帕金森病的用药护理。

17. 请简述指导家庭应对老年抑郁症患者的措施。

18. 请简述预防阿尔茨海默病老年人走失的措施。

五、论述题

1. 结合老年疾病的特点，请列举 5 个重要的常见护理诊断（护理问题），并制订治疗护理目标和护理要点。

2. 李某，女，86 岁，患者因反复咳嗽咳痰 10 余年，再次发病加重 5 天，诊断为"慢性阻塞性肺疾病伴急性加重、Ⅱ型呼吸衰竭；高血压病"。入院查体：体温 36.8℃，脉搏 78 次/分，呼吸 18 次/分，血压 120/57mmHg。神志清，精神软，贫血貌，活动后呼吸略促，双胸廓对称，桶状胸，气管居中，双肺呼吸音粗，未闻及明显干湿啰音，咳嗽咳痰，阵发性加重，痰白较黏稠，不易咳出；腹软，肝脾肋下未及，全腹无压痛及反跳痛，双下肢无水肿。患者入院后情绪稳定，儿子对患者的治疗和护理理解并配合，对患者非常关心。患者有"高血压病" 10 年，一直用抗高血压药控制，有睡眠障碍。入院后医嘱一级护理，双鼻塞吸氧，流量 1～2L/min，间歇无创辅助通气，抗炎平喘、止咳化痰治疗。请问：

（1）请根据患者病情提出主要的 3 个护理诊断（问题）。

（2）请制订该患者的主要护理措施。

3. 来自一位护生的实习日记：

今天上午跟随徐老师去做晨间护理，徐老师和其他老师总有不同的地方，她每到患者床边都要向患者道："早上好，昨晚睡得如何？"。到了 8 床李奶奶床前，李奶奶正在做无创通气，看上去很烦躁，张着嘴呼吸，听到我们在床边，她伸手抓住徐老师要求拆掉面罩，喘着气告诉我们这两天她肚子难受还想呕吐，护士都说是正常的，要忍忍，一直盼着徐老师能来帮她。徐老师检查了李奶奶的腹部，重新调整了面罩并一遍又一遍地耐心教奶奶如何正确呼吸，还与主管医生商量了处理方法。她告诉我无创通气要做到人机协调很重要，李奶奶配合不好，口腔不能闭合，在说话、吞咽或张口呼吸时，气体容易进入消化道引起腹胀，她很自豪地告诉我中药热熨术可以解决老人的腹胀问题，还分析了这个方法的优势。今天做徐老师的跟班，收获很大，怪不得患者、同学都在夸她，我也默默地给自己一个目标，一定做徐老师那样的好护士。请问：

（1）请从日记中找出徐老师哪些地方值得学习？

（2）谈谈你心目中的好护士应该是怎样的？

4. 如何对老年性肺炎患者及家属进行健康指导？

5. 王某，女，82岁。受凉后间断出现畏寒、寒战、胸痛、发热，伴咳嗽、咳痰，食欲明显比2015年5月1日入院下降，无恶心、呕吐，无腹泻、腹胀，无胸闷。胸部CT可见右肺内带肺纹理增多紊乱，沿肺纹理分布的小斑片状模糊影，密度不匀，体格检查：体温39.0℃，脉搏110次/分，呼吸25次/分，血压90/60mmHg。双肺叩诊过清音，听诊呼吸音低，闻及少许湿啰音。辅助检查CRP：C反应蛋白19.0mg/L；血常规：白细胞计数23×10^9/L，中性粒细胞百分比92.4%，红细胞计数3×10^{12}/L，血红蛋白94g/L。请问：

（1）该患者最可能的诊断是什么？

（2）该患者的护理问题有哪些？

（3）请根据首优护理问题制订相应的护理措施。

6. 吴某，男，72岁。诊断为高血压5年，血压最高达180/120mmHg，间断服用降压药，血压控制不详。经常熬夜打麻将，没有锻炼的习惯，喜食荤菜，体形肥胖。平时脾气急躁，情绪易激动。请问：

（1）该患者血压控制目标值应是多少？

（2）老年高血压患者的用药原则有哪些？

（3）对该患者应进行哪些健康指导？

7. 论述老年脑梗死患者应如何护理？

8. 论述老年心绞痛的健康宣教。

9. 王某，女，65岁，有糖尿病病史15年，因忙于家务，注射胰岛素30分钟后忘记进餐，此时患者出现头昏、心悸、多汗、软弱无力、肌肉颤抖等症状。请问：

（1）患者发生了什么并发症？

（2）如何指导老年患者预防和处理此类并发症？

（3）对于糖尿病慢病国家出台了哪些惠民的政策措施？

10. 赵某，女，78岁，2年前开始经常感到腰背疼痛，劳累后更是严重，患者一直没有就医。3天前因弯腰后腰部剧烈疼痛入院。入院后查体无其他异常，生命体征平稳，患者主诉无其他既往慢性病。入院后患者情绪不佳，不与他人交谈，护士甲观察发现患者成天卧床，于是非常热情地为其宣教，鼓励其进行活动，患者每次也只是点头。某天护士甲来给患者发放口服药，患者因观察药袋上写有多种药物，向护士甲询问各类药物的作用，护士甲告诉患者都是治疗骨质疏松症的药物，但没有做详细说明。患者最终在次日医生查房时才获悉具体的药物种类和作用。请问：

（1）该患者目前最主要的疾病诊断是什么？

（2）请针对该患者的健康问题完成相应的健康指导。

（3）分析护士甲护理工作的优缺点，并谈谈对自己的启示。

11. 钱某，男，68岁，体形肥胖，活动或劳累后膝关节酸痛3年，近一周来疼痛加重，不能活动。查体：膝关节肿胀。患者平时善于交际，社会活动较多，所以对当前的处境很不适应，表现为烦躁、易怒。请问：

（1）该患者的主要护理诊断/问题有哪些？

（2）如何做好该患者的对症护理？

（3）从人文关怀的角度，针对该患者的情绪问题如何开展疏导？

12. 邢某，男，65岁。近2年来，患者双手抖动伴运动障碍，动作迟缓，行走起步困难，并逐渐出现走路慌张不稳。患者平时情绪低落，日常生活多依赖老伴照料。体格检查提示：面容呆板，说话声音单调低沉、吐字欠清；记忆力稍差；拇指与示指呈搓丸样静止性震颤，铅管样肌强直，手指扣纽扣、系鞋带困难，写字越写越小。请问：

（1）该患者最可能的诊断是什么？

（2）如何对该患者做好康复训练指导？

（3）在为该患者护理过程中如何体现护理人文关怀？

13. 前一阵，有一段高龄母女的视频获赞无数：动人的一幕发生在河南省商丘市民权县，一位罹患阿尔茨海默病的107岁的母亲颤巍巍地从口袋掏出一颗糖塞给84岁的女儿，女儿乐开了花。这个温情瞬间，让人想起了我们身边需要得到更多关爱的阿尔茨海默病老年人。请问：针对阿尔茨海默病，我们应如何采取预防措施呢？

第十章 老年人临终关怀及安宁疗护 ▷▷▷▷

学习指导

临终关怀是当代卫生保健系统的重要组成部分，作为临终关怀服务的重要内容，开展安宁疗护和居丧照护可以有效提高临终老年人及其家属的生活质量。通过学习临终关怀、老年人的死亡教育、老年临终患者的心理特征及心理护理、安宁疗护，学生能够重点掌握临终关怀的概念和原则，对老年人死亡教育的内容，老年临终患者的心理护理，安宁疗护的概念及服务对象，理解临终关怀的意义、临终关怀与安宁疗护的联系和区别，了解临终关怀的发展史、老年人对待死亡的心理类型。通过学习临终患者常见症状的安宁疗护及丧偶老年人的居丧照护，学生能够重点掌握老年人临终前常见症状及其安宁疗护措施，对丧偶老年人的哀伤辅导方法，熟悉居丧照护的内容、原则及方法，以及丧偶后悲伤反应的过程。通过本章节的学习，学生应能够适时有度地对临终老年人开展死亡教育及心理护理、对丧偶老年人进行哀伤辅导。

习 题

一、选择题

A1 型题

1. 临终关怀最重要的意义是(   )

   A. 提高临终者生存质量

   B. 减轻临终者家庭照料负担

   C. 优化利用和合理分配医疗资源

   D. 减少家庭财力支出

   E. 促进社会文明进步

2. 当老年人意识到死亡来临时，能从容地面对死亡，并在临终前安排好自己的工作、家庭事务及后事，该老年人对待死亡的心理类型是(   )

   A. 理智型   B. 积极应对型   C. 接受型

   D. 解脱型   E. 无所谓型

3. 老年人把死亡看得很正常，能够平静自然地接受死亡，该老年人对待死亡的心理类型是(　　)

    A. 理智型   B. 积极应对型   C. 接受型

    D. 解脱型   E. 无所谓型

4. 对临终老年人触摸时，不正确的部位是(　　)

    A. 手   B. 胳膊   C. 额头

    D. 背部   E. 面部

5. 老年临终患者的心理护理，不正确的是(　　)

    A. 适当触摸，减轻其孤独和恐惧感

    B. 鼓励家属陪伴，增强其安全感

    C. 鼓励亲朋好友、单位同事等社会成员探望，体现其生存价值

    D. 避免和临终老年人语言交流，保持安静休息

    E. 适时有度地向临终老人和家属宣传优死意义

6. 安宁疗护的服务对象，不正确的是(　　)

    A. 癌症患者   B. 痴呆患者   C. 艾滋病患者

    D. 终末期肾病患者   E. 急性心肌梗死患者

7. 控制老年人临终前疼痛症状的基本原则，不正确的是(　　)

    A. 根据疼痛的类型和程度选择恰当的止痛药物

    B. 首选口服给药，其次含服给药、舌下给药、皮下给药，尽量避免肌内注射给药

    C. 如果患者 24 小时所需药物剂量超过 2 倍有效剂量，可相应增加基础药物剂量

    D. 对于突发性疼痛可只给予一种镇痛药物

    E. 哌替啶经常使用可导致刺激性代谢产物累积

8. 下列有关临终期疼痛的非药物疗法，不正确的是(　　)

    A. 可行全身或局部按摩，单次按摩时间 1 小时左右

    B. 局部进行湿热敷、红外线照射等，持续 20 ~ 30 分钟

    C. 经皮电神经刺激，将电极置于疼痛平面以上 1 ~ 2 个脊髓节段

    D. 通过呼吸运动转移注意力，时间不宜过长，约 2 小时即可

    E. 松弛疗法目的是缓解肌肉紧张、痉挛及因疼痛引起的焦虑、恐惧

9. 关于临终患者口臭的护理措施，下列不正确的是(　　)

    A. 加强口腔护理   B. 咀嚼口香糖   C. 用牙刷清理舌苔

    D. 用泡腾漱口液漱口   E. 用 5% 过氧化氢漱口液漱口

10. 关于临终患者昏迷的护理措施，下列不正确的是(　　)

    A. 预防坠积性肺炎

    B. 维持病室温度至 22 ~ 25℃

    C. 维持病室相对湿度为 55% ~ 60%

    D. 张口呼吸者可用消毒湿巾覆盖口鼻

    E. 加装床栏防止坠床

11. 居丧照护原则，正确的是（　　）

    A. 自助原则、针对性原则、互动原则

    B. 自理原则、针对性原则、互动原则

    C. 自理原则、差异性原则、互动原则

    D. 自助原则、针对性原则、自主原则

    E. 自助原则、差异性原则、互动原则

12. 对丧偶老年人的哀伤辅导，下列<u>不正确</u>的是（　　）

    A. 安慰与支持

    B. 鼓励哭泣、诉说和回忆

    C. 让其明白时间会治疗一切

    D. 帮助建立新生活方式

    E. 鼓励再婚

13. 根据国外的经验，对家属的居丧照护工作一般需要持续（　　）

    A. 1 年　　　　　　　　B. 2 年　　　　　　　　C. 3 年

    D. 4 年　　　　　　　　E. 5 年

A2 型题

1. 刘某，男，79 岁，患前列腺癌伴全身骨转移，患者内心非常恐惧死亡的到来，护理人员对其进行死亡教育的首要内容是（　　）

    A. 科学地认识死亡

    B. 正确地对待疾病

    C. 树立正确的生命观

    D. 认识和尊重患者的生命价值

    E. 根据老人的性格、职业、家庭背景等开展死亡教育

2. 李某，男，76 岁，肺癌晚期，临终前该患者不太可能出现的心理特征是（　　）

    A. 思虑后事　　　　　B. 留恋亲人　　　　　C. 忧郁、绝望

    D. 意志力顽强　　　　E. 自控能力差

3. 黄某，女，70 岁，配偶患肝癌刚刚离世不久，黄某时常发呆，一坐就是好几个小时，不哭不闹，针对这种情况，以下护理措施<u>不正确</u>的是（　　）

    A. 陪伴在她身旁给予安慰和支持

    B. 告知她要坚强，哭泣是懦弱的表现

    C. 帮助她调整原有生活方式，与子女或亲友建立和谐的依恋关系

    D. 培养兴趣爱好，增加社会交往活动

    E. 告诉她可以通过写回忆录、画画等表达情绪

4. 临终患者李某，男，80岁，意识完全丧失，处于昏迷状态，下列护理措施**不正确**的是（　　）

A. 密切观察病情，有异常及时通知医生并协助处理

B. 减少探视，保持病室温度22～24℃，相对湿度50%～60%

C. 取平卧位，肩下垫高并使其颈部伸展，防止舌根后坠阻塞气道

D. 准备好吸引器，适时吸痰，防止窒息

E. 如便秘3天，可使用开塞露或缓泻剂，保持大便通畅

5. 杨某，男，70岁，胃癌晚期，护士对其疼痛进行评估，**不正确**的是（　　）

A. 主动询问有无疼痛

B. 可用量表来评估疼痛的主观感受

C. 持续、动态地评估疼痛，注意其变化及发展情况

D. 仔细辨别疼痛主诉的真伪

E. 对疼痛及其相关病情进行全面评估

6. 陈某，男，79岁，胃癌晚期，癌性疼痛明显，医生行药物镇痛治疗，下列护理措施**不正确**的是（　　）

A. 协助陈某选择适当的疼痛控制方案

B. 做好疼痛药物疗法的健康教育

C. 提前观察，预防及处理止痛药物的不良反应

D. WHO疼痛三阶梯疗法是目前被广泛应用的治疗方法

E. 给药应遵循"肌注、定时、按阶梯、个性化、注意具体细节"5个原则

7. 严某，女，75岁，配偶患肝癌离世，严某日夜思念其配偶，常常想起其配偶说过的话、做过的事，内心十分愧疚未能照顾好其配偶。根据派克斯悲伤反应四阶段理论，严某正处于哪一阶段（　　）

A. 麻木　　　　　　B. 复原　　　　　　C. 颓丧

D. 怀念　　　　　　E. 渴望

8. 临终患者李某，男，78岁，近来感到饥饿，期盼进食，但少量进食后感到饱胀、腻烦，出现此症状的原因**不包括**（　　）

A. 肿瘤引起的代谢障碍

B. 消化不良、疼痛、便秘、恶心、呕吐、口干或口腔溃疡等

C. 长期饥饿导致胃容量减少

D. 水电解质平衡紊乱如低钾、低钠、尿毒症等

E. 长期慢性疾病造成的疲倦感及绝望感

9. 临终患者陈某，男，80岁，近来不想进食，有时感到饥饿，期盼进食，但少量进食后感到饱胀、腻烦，对其进行安宁疗护，下列措施**不正确**是（　　）

A. 尽量选择陈某喜欢的食物，食物多变化，注意色、香、味的调节

B. 鼓励两餐之间饮用高能量、高蛋白饮品

  C. 单独制作陈某的餐饮，鼓励单独进食

  D. 遵医嘱积极控制食欲减退的原因，如便秘、抑郁等

  E. 鼓励少食多餐，不限制进食时间、地点及食物种类

 10. 王某，女，78 岁，化疗后出现口臭、口腔干燥症状，下列护理措施<u>不正确</u>的是( )

  A. 加强口腔护理，保持口腔清洁，咀嚼口香糖等，去除异味

  B. 持续性口臭怀疑细菌感染时可选用 1% 过氧化氢漱口液

  C. 遵医嘱给予毛果芸香碱 5mg，每日 3 次，刺激唾液分泌

  D. 辨证施治，选用麦门冬汤、白虎加人参汤、五苓散等

  E. 适当饮水，补充液体，也可饮用含能量的果汁以同时增加能量摄入

 11. 王某，女，78 岁，化疗后出现口腔溃疡、感染症状，下列护理措施<u>不正确</u>的是( )

  A. 认真细致地做好口腔护理，预防口腔继发性感染

  B. 进食面食、蛋糕、牛奶等松软、清淡、易消化的食物

  C. 进食流质时可用吸管以避开口腔溃疡的部位

  D. 漱口时可选用抗生素漱口液

  E. 溃疡疼痛可口含碎冰块、10% 达克罗宁或外敷药膜

 12. 临终患者李某，男，81 岁，慢性肾衰竭，突发躁动不安，有攻击性，语无伦次，讲话不连贯，下列护理措施中<u>不正确</u>的是( )

  A. 安抚李某，帮助他适应环境，减少恐惧

  B. 保持环境安静，降低说话声音，尽可能提供独立房间

  C. 保持病室光线充足，开窗通风

  D. 避免改变房间内物品的摆设，以免引起不必要的注意力转移

  E. 可使用氟哌啶醇联合苯二氮䓬类药物

 B 型题

  A. 理智型   B. 积极应对型   C. 接受型

  D. 恐惧型   E. 解脱型

 1. 老年人有强烈的求生欲望，并认识到意志对死亡的作用，该老年人对待死亡的心理类型是   ( )

 2. 老年人非常惧怕死亡，贪恋人生，全神贯注于自身的健康，该老年人对待死亡的心理类型是   ( )

  A. 否认期   B. 愤怒期   C. 协议期

  D. 忧郁期   E. 接受期

 3. 临终患者表现出虔诚的态度，希望延长生命，减免痛苦。这表明患者处于   ( )

4. 临终患者不承认自己病情恶化的事实，认为是诊断错误。这表明患者处于
（　　）

    A. 1% 过氧化氢漱口液　　　B. 甲硝唑漱口液　　　　C. 麦门冬汤

    D. 四环素漱口液　　　　　E. 戊二醛

5. 持续性口臭怀疑细菌感染者可选用　　　　　　　　　　　　　　（　　）

6. 口腔干燥时，可用于促进唾液分泌的是　　　　　　　　　　　　（　　）

7. 口腔溃疡、感染时使用的抗生素漱口液是　　　　　　　　　　　（　　）

8. 口臭可选用的漱口液是　　　　　　　　　　　　　　　　　　　（　　）

    A. 麻木　　　　　　　　　B. 渴望　　　　　　　　C. 颓丧

    D. 复原　　　　　　　　　E. 怀念

9. 悲伤、渴望和思念已失去的亲人，希望死者能回来，出现自责、内疚的现象，总觉得对不起死者。此情况处于悲伤反应的阶段是　　　　　　　　（　　）

10. 渐渐意识到只有放弃不现实的希望，放弃原有的自我，重新建立起一种新的生活取向，才能有新的开始，才能恢复正常生活。此情况处于悲伤反应的阶段是（　　）

11. 开始接受事实，痛苦的次数和强度随着时间渐渐削弱，但感到人生空虚及平淡，对一切事物不感兴趣。此情况处于悲伤反应的阶段是　　　　　　（　　）

12. 发呆几分钟、几小时或几天，而不能发泄自己的悲伤。此情况处于悲伤反应的阶段是　　　　　　　　　　　　　　　　　　　　　　　　　（　　）

二、名词解释

1. 临终关怀　2. 死亡教育　3. 安宁疗护　4. 昏迷　5. 居丧照护　6. 哀伤辅导

三、填空题

1. 美国精神病学家库布勒·罗斯将临终者的心理反应过程分为 _____、_____、_____、_____ 和 _____ 五个阶段。

2. 安宁疗护主张"五全照顾"，即 _____、_____、_____、_____ 和 _____。

3. 1988 年，_____ 成立了第一所临终关怀研究中心，成为我国现代临终关怀的起点。

4. 临终老年人常见的症状主要包括 _____、_____、_____ 和 _____。

5. 谵妄分为 _____ 和 _____。

6. 居丧照护的原则包括 _____、_____ 和 _____。

7. 派克斯悲伤反应四阶段理论分别是 _____、_____、_____ 和 _____ 四个阶段。

8. 临终疼痛给药应遵循 _____、_____、_____、_____ 和 _____ 五个原则。

四、简答题

1. 简述临终关怀的意义。

2. 简述临终关怀的原则。

3. 如何对老年临终患者进行心理护理？

4. 简述临终患者谵妄及昏迷的原因。

5. 简述居丧照护的主要内容。

6. 简述如何关怀丧偶老年人。

五、论述题

1. 论述临终关怀与安宁疗护的联系与区别。

2. 论述老年人死亡教育的内容。

3. 论述临终患者疼痛控制的基本原则。

4. 论述临终患者口腔症状的安宁疗护措施。

5. 论述临终患者昏迷的安宁疗护措施。

6. 王某，男，78 岁。因膝关节疼痛、胸骨痛收住院。既往有前列腺增生病史 10 余年，入院检查确诊为前列腺癌伴骨转移。得知病情后，患者常常沉默不语，郁郁寡欢，甚至产生自杀的念头。请问：

（1）此时患者的表现属于临终心理反应的哪一期？

（2）如何适时地进行死亡教育？

7. 李某，女，72 岁，其女儿长期在国外居住。3 个月前老伴因肺癌去世，李某深感自责，认为自己没有照顾好老伴，年轻时没有规劝其戒烟，经常对着老伴的照片发呆、哭泣。请问：

（1）此时，李某处于悲伤反应的哪个阶段？

（2）针对这种情况，应该如何开展哀伤辅导？

（3）你认为开展哀伤辅导，护士需要具备哪些素质？

第十一章 老年人常用护理技术 ▷▷▷▷

学习指导

老年人由于年龄的增长、身体功能的减退和疾病的困扰，导致生活自理能力的降低，因此需要护理人员运用护理技术来指导和帮助老年人完成日常生活的需要。

通过常用日常生活护理技术的学习，应掌握偏瘫老年人的更衣原则、评估和操作方法，常用便器的使用原则、评估和方法，食物噎呛的主要表现、原则、评估和处理方法，移动体位的原则、评估和操作方法，辅具的使用原则、评估和操作方法，义齿的评估和操作方法。熟悉偏瘫老年人更衣的目的和注意事项，常用便器使用目的和注意事项，食物噎呛的常见原因和注意事项，移动体位的目的和注意事项，辅具使用的目的，义齿的护理目的和注意事项。同时了解各护理技术的用物准备。

通过学习老年养生保健护理技术，重点掌握常用穴位按摩法、艾灸法、药熨法的适用范围、评估和操作方法，熟悉各项技术告知内容，同时了解相应用物准备。

通过学习老年人常用康复护理技术，重点掌握偏瘫老年人肢体功能训练方式、具体方法和注意事项；熟悉卧床老年人肢体功能训练的具体方法和老年人认知功能训练方式。同时通过学习应主动关注人口老龄化、老年失能和痴呆等问题的进展，将康复护理技术应用于老年护理实践，提升老年人的生活质量。

习 题

一、选择题

A1 型题

1. 为偏瘫老年人更衣时顺序是（   ）
   A. 穿衣时先患侧、后健侧　　B. 穿衣时先健侧、后患侧　　C. 穿衣时不分先后
   D. 脱衣时不分先后　　　　　E. 脱衣时先患侧、后健侧

2. 偏瘫老年人更衣时，评估的内容**不包括**（   ）
   A. 清洁习惯　　　　　　　B. 自理能力　　　　　　　　C. 衣服的卫生状况
   D. 心理及理解能力　　　　E. 消毒隔离

3. 关于偏瘫老年人穿裤子的描述**不正确**的是（   ）
   A. 老年人可取坐位

    B. 老年人先将患侧腿屈膝、屈髋放在健侧腿上，先穿患侧裤腿

    C. 后穿健侧裤腿

    D. 老年人先将健侧腿屈膝、屈髋放在患侧腿上，先穿健侧裤腿

    E. 双腿裤子穿好后，站立整理腰带

4. 脑卒中患者穿脱衣服训练护理要点中<u>不正确</u>的是(　　　)

    A. 帮助患者选择大小、松紧、厚薄适宜的衣服

    B. 穿衣服时应先穿健侧后穿患侧

    C. 脱衣服时先脱健侧后脱患侧

    D. 鞋袜放在患者身边容易够到的地方且位置固定

    E. 为操作方便，将衣服上的纽扣换成尼龙纽扣、裤带换成松紧带

5. 下列属于最为普遍且安全的尿失禁护理用具是(　　　)

    A. 护垫、纸尿裤　　　　　B. 避孕套式接尿袋　　　　C. 高级透气接尿器

    D. 保鲜膜接尿袋　　　　　E. 一次性导尿管

6. 常用的康复护理技术<u>不包括</u>(　　　)

    A. 体位的摆放　　　　　　B. 吞咽训练　　　　　　　C. 膀胱护理

    D. 药物治疗　　　　　　　E. 心理护理

7. 下列关于脑卒中患者翻身训练说法<u>不正确</u>的是(　　　)

    A. 翻身训练的同时需进行桥式运动，加强患侧伸髋屈膝肌的练习

    B. 翻身时，患者双手交叉，健侧拇指置于患侧拇指之上

    C. 协助翻身时护理人员主要帮助患者转动骨盆或肩胛

    D. 向健侧翻身时，健侧腿可插入患腿下方

    E. 尽早期开始

8. 关于轮椅的选择，下列说法<u>不正确</u>的是(　　　)

    A. 坐下时两股之间的距离，再加上5cm，即轮椅座位的最佳宽度

    B. 坐下时后臀部至小腿腓肠肌之间的距离是轮椅座位的最佳长度

    C. 座位高度以坐下时足尖着地为宜

    D. 脚踏板板面至少离地5cm

    E. 为预防压疮，可在靠背上和座位上放置坐垫

9. 下列关于脑卒中患者上下楼梯训练的说法中<u>不正确</u>的是(　　　)

    A. 上楼时健足先上，患足后上

    B. 下楼时健足先下，患足后下

    C. 治疗师站在患者的健侧为宜

    D. 循序渐进原则

    E. 心理支持，消除恐惧感

10. 下列哪项是脑卒中患者防止误咽的训练方法(　　　)

    A. 口唇闭合训练　　　　　B. 舌肌运动　　　　　　　C. 咽部冷刺激

D. 发声训练　　　　　　　E. 以上都是

11. 指导偏瘫老年患者穿衣训练的方法是(　　)

　　A. 先脱健肢，再脱患肢

　　B. 先脱患肢，再脱健肢

　　C. 先穿患肢，先脱患肢

　　D. 先穿健肢，先脱患肢

　　E. 先穿健肢，先脱健肢

12. 偏瘫患者康复治疗一般经过几个阶段，其中顺序正确的是(　　)

　　A. 早期，软瘫期，痉挛期，后遗症期，恢复期

　　B. 早期，痉挛期，软瘫期，恢复期，后遗症期

　　C. 早期，痉挛期，软瘫期，后遗症期，恢复期

　　D. 早期，软瘫期，痉挛期，恢复期，后遗症期

　　E. 痉挛期，早期，软瘫期，恢复期，后遗症期

13. 关于偏瘫患者摆放良肢位描述不正确的是(　　)

　　A. 患侧卧位、健侧卧位与仰卧位相互轮换

　　B. 一般 1～2 小时更换一次体位

　　C. 有利于预防压疮、肺部感染和痉挛

　　D. 健侧卧位为首选摆放体位

　　E. 健侧卧位限制了健侧肢体的主动活动

14. 下列关于患侧卧位的描述不正确的是(　　)

　　A. 可以减少或缓解痉挛

　　B. 患侧在下，健侧在上

　　C. 患侧掌心向上，受伤可放置橡胶圈支撑

　　D. 健侧上肢放在身上或背后软枕上

　　E. 患侧脚下放软枕支撑以抑制跖屈痉挛

15. 下列关于偏瘫患者仰卧位的描述不正确的是(　　)

　　A. 头垫软枕，面部朝向健侧

　　B. 患侧肩下垫一后软枕，使其上抬前挺

　　C. 患侧上肢放置于枕头上

　　D. 尽量缩短仰卧位时间，及时与其他体位替换

　　E. 患侧髋下垫软枕，大腿外侧下放软枕

16. 偏瘫患者进行桥式运动，下列说法正确的是(　　)

　　A. 双侧桥式运动时患者取半坐位

　　B. 单侧桥式运动指患者双足抬离床面

　　C. 动态桥式运动时可以健侧腿不动，患侧小幅度内收外展

　　D. 动态桥式运动时把患侧腿放于健侧腿上，抬臀

E. 双侧桥式运动在完成单侧桥式运动前提下才能完成

A2 型题

1. 张某，男，80 岁，脑卒中后导致身体一侧偏瘫，经过积极康复训练，现需要借助手杖进行行走训练，下面关于偏瘫者手杖步行方法正确的是( )

　　A. 使用手杖时先伸出手杖，再迈患侧足，最后迈健侧足，为两点步行法

　　B. 两点步行法比三点步行法稳定性好

　　C. 两点步行法是手杖和健足同时伸出支撑体重，再迈出患足

　　D. 两点步行法是手杖和患足同时伸出支撑体重，再迈出健足

　　E. 行走时眼睛不需要注视地面

2. 张某吃饭时突然出现噎呛，下面关于噎呛的临床表现哪些是<u>不正确</u>的( )

　　A. 进食时突然不能说话，欲说无声

　　B. 胸闷，窒息感

　　C. 满头大汗，面色苍白，口唇发绀

　　D. 食物吐不出

　　E. 以上都不对

3. 患者由床到轮椅的转移，患者坐在床边，双足平放于地面上，轮椅置于患者( )，与床成( )角，面向( )

　　A. 患侧，60°~90°，床尾

　　B. 患侧，30°~45°，床头

　　C. 健侧，30°~45°，床尾

　　D. 健侧，60°~90°，床头

　　E. 患侧，60°~90°，床头

4. 王某，男，80 岁，长期卧床，为了防止出现肌肉萎缩等并发症，在进行康复护理时，以下哪项做法<u>不正确</u>( )

　　A. 对于不能主动运动的卧床老年人可以进行被动运动并配合按摩

　　B. 在足下垫枕头

　　C. 坚持在膝关节下放垫子

　　D. 每两小时翻身 1 次

　　E. 保持足与腿呈直角

5. 面对一位患有老年期痴呆的患者，我们进行康复训练时下列做法<u>不正确</u>的是( )

　　A. 诱导其正向行为改变

　　B. 通过记忆训练，促进智力恢复

　　C. 对于搬至新环境的患者应鼓励其独立探索新环境

　　D. 应鼓励患者多多交谈

　　E. 杜绝使用模糊的定向词，如"这里、那里"

B 型题

    A. 穿衣时先患侧、后健侧　B. 穿衣时先健侧、后患侧　　C. 穿衣时不分先后

    D. 脱衣时不分先后　　　　　E. 脱衣时先健侧、后患侧

1. 偏瘫老年人穿衣的顺序是　　　　　　　　　　　　　　　　　　　　　（　　）
2. 偏瘫老年人脱衣的顺序是　　　　　　　　　　　　　　　　　　　　　（　　）

    A. 观看图片 3~5 秒后复述

    B. 鼓励患者回忆过去的经历

    C. 让患者对一些单词做归纳、分类

    D. 从三位数开始数，患者复述，而后逐渐增加位数

    E. 按照图纸搭建积木

3. 瞬时记忆训练的方法　　　　　　　　　　　　　　　　　　　　　　　（　　）
4. 短时记忆训练的方法　　　　　　　　　　　　　　　　　　　　　　　（　　）
5. 长时记忆训练的方法　　　　　　　　　　　　　　　　　　　　　　　（　　）

二、名词解释

1. 穴位按摩　2. 艾条灸法　3. 药熨法　4. Bobath 握手法　5. 良肢位

三、填空题

1. 药熨操作时，将药物加热至_____备用，年老及感觉障碍者，药熨温度不宜超过 _____。

2. 艾条灸常用的施灸方法包括_____、_____、_____。

3. 暂时不用的义齿可浸于_____中，以防遗失或损坏。

4. 助行器的主要功能是_____、_____、_____。

5. 腋杖长度的简易计算方法是_____。

6. 偏瘫患者的桥式运动包括_____、_____和_____。

7. 老年期痴呆患者的记忆训练包括_____、_____和_____。

四、简答题

1. 举例说明穴位按摩适用范围。
2. 简述护理人员对老年人清醒状态下食物噎呛的处理。
3. 简述腋杖的两点式使用方法。
4. 请简述主动健侧翻身训练的具体方法。
5. 在为老人移位时，如何时时保护老人的安全?

五、论述题

1. 张某，男，80 岁，被车撞伤头部，当时意识不清，急送至当地医院，CT 显示

"脑出血"。术后 2 天患者意识转清，能够言语，但伴有左侧肢体活动不利。患者卧床，需家属协助方能坐起，不能单独从床边站起并转移到轮椅上。请问：

（1）简述为偏瘫老年人更衣时的原则。

（2）简述协助老人从床上转移到轮椅上的方法。

2. 李某，女，80 岁，女儿常年不在身边，3 年前开始无明显诱因出现记忆力减退，生活中丢三落四。近半年来，女儿回家探亲发现老人反应迟钝，重复言语，行为异常。为了更好地照顾老人，女儿决定接老人同住。请问：

（1）根据李某的表现，其最可能发生了什么？

（2）对于李某的女儿来说，可以从哪几个方面来帮助李某？

参考答案

第一章

一、选择题

A1 型题

1. C　2. E　3. B　4. D　5. C　6. E　7. A　8. D　9. A　10. A　11. B　12. E　13. D　14. E　15. C

A2 型题

1. E　2. B

二、名词解释

1. 平均期望寿命：平均期望寿命简称平均寿命或预期寿命，是指通过回顾性死因统计和其他统计学方法，计算出一定年龄组的人群能生存的平均年数。

2. 老年学：老年学是研究人寿命延长和人老龄化的一门综合性学科，由老年生物学、老年医学、老年心理学及老年社会学四大分支学科组成，是自然科学和社会科学的新兴综合性学科。

3. 老年医学：老年医学是临床医学中的分支学科，是研究人类衰老的机理、人体老年性变化、老年人卫生保健、老年病防治以及老年医学教育的科学。

4. 老年护理学：老年护理学是一门研究老年人的心理活动特点和规律的学科，包括老年人心理健康、心理卫生和心理疾病的研究。

5. 健康老龄化：健康老龄化是指老年人在晚年能够保持较好的身心健康，并拥有较健全的智力、心理、躯体、社会和经济的功能状态，将疾病和生活不能自理推迟到生命的最后阶段。

6. 积极老龄化：积极老龄化是不仅使老年个体认识到自己在体力、社会、精神等方面的潜能，按自己的需求、爱好、能力参与社会活动，并得到充分的保护、照料和保障，更重要的是使老年人能够在保持身体健康、提高预期寿命的同时积极参与社会活动，继续为社会做出贡献，活得有尊严、有价值、有意义。

7. 健康期望寿命：健康期望寿命是指去除残疾和残障后得到的人类生存曲线，即个人在良好状态下的平均生存年数，也就是指老年人能够维持良好的日常生活活动功能的年限。

8. 最高寿命：最高寿命是指在没有外因干扰的条件下，从遗传学角度而言人类可能生存的最高年龄。

三、填空题

1. 死亡

2. 日常生活自理能力的丧失、依赖期

3. 满足需求、社会护理、整体护理、个体护理、早期防护、连续照护

4. 健康预期寿命、寿终前依赖期

5. 增强自我照顾能力、延缓恶化及衰退、提高生活质量、做好临终关怀

四、简答题

1. 人口老龄化速度加快；老龄人口重心转移；人口平均预期寿命不断延长；人口高龄化速度过快，高龄老人是老年人口中增长最快的群体；女性人口占多数。

2. 老年人口基数大；老年人口发展速度快；地区发展不均衡；城乡倒置显著；老龄化超前于现代化；高龄化、空巢化进一步加速。

3. 奉献精神；尊老爱老；热忱服务，一视同仁；高度负责，技术求精；具有良好的法律意识。

4. 满足需求；社会护理；整体护理；个体护理；早期防护；连续照护。

5. 社会经济负担加重；家庭赡养功能下降；社会养老服务供需矛盾突出；对医疗保健、护理的需求增加；社会文化场所不能满足老年人的需求。

6. 深刻理解人口老龄化的基本国情；大力推动经济的快速发展；完善养老福利政策和社会保障制度；健全老年人医疗保健防护体系；营造健康老龄化和积极老龄化的社会环境。

五、论述题

1. 略

2. 略

第二章

一、选择题

A1 型题

1. D　2. C　3. A　4. D　5. E　6. C　7. A　8. C　9. D　10. C　11. D　12. A　13. B　14. D

A2 型题

1. D　2. E

B 型题

1. D　2. B　3. E　4. B

二、名词解释

1. 消极功能结果：消极功能结果是指老年期改变和疾病等对老年人日常活动能力和生活质量造成的影响。

2. 回忆疗法：回忆疗法是指运用对过去事件的感受和想法进行回忆的方法，是促进人们改善情绪、提高生活质量或适应目前环境的治疗方法。

三、填空题

1. 肾脏虚衰学说、脾胃虚衰学说、心脏衰弱学说

2. 基本层次、深入层次

3. 隐蔽诱因、临近诱因

4. 衰老过程中免疫功能逐渐减退、老年人自体免疫功能增强

四、简答题

1. 需求驱动的痴呆相关行为模式的主要观念：应将痴呆患者表现出的与社会标准不相符合的语言性激越行为、攻击行为及躯体性非攻击行为视为其潜在需求未能得到满足的表现。影响痴呆患者的行为因素分为隐蔽诱因和临近诱因。如果在护理中能够发现影响痴呆患者行为的因素，识别其未能满足的需求，并给予正确回应，就能提高痴呆患者的生活质量。

2. 自我效能理论对老年护理实践的启示：护理人员在评估老年人的健康、制订护理计划和实施护理措施时，必须考虑如何增强老年人执行健康行为的能力及接受治疗或护理干预的信心，通过评估老年人的自我效能水平，分析影响其自我效能的主要因素，有针对性地采取增强其自我效能水平的干预措施，以促进老年人的健康行为。

五、论述题

1.（1）疾病不确定理论。该理论解释人们在认知方面对疾病的反应，特别适用于个体不能明确疾病相关事件的意义的时候。当源于癌症治疗的相关事件不能被理解时，会产生疾病不确定感，常伴有情感沮丧和对癌症复发的恐惧。护士应及时向患者和家属提供相关信息，帮助患者更好地理解症状，从而降低疾病不确定感。

（2）患者自责自己不是一个好母亲，一方面表明患者担心和恐惧自己的死亡，不能再照顾儿女；另一方面是子女隐瞒癌症病情，与患者沟通不畅，引起患者误解。

2.（1）需求驱动的痴呆相关行为模式。

（2）护士与家人共同分析老人出现异常行为的原因，可能是家人不让老人参与家务劳动，老人感觉自己没有用处，自己想做家务的需求没有得到满足，因此出现异常行为。家人应及时识别老人的需求，让老人做少量力所能及的家务活，使老人感到自己存在的价值。

第三章

一、选择题

A1 型题

1. A 2. E 3. C 4. B 5. D 6. E 7. D 8. E 9. B 10. A 11. C 12. A

A2 型题

1. A　2. C　3. C　4. E　5. C　6. D　7. A　8. B　9. E　10. C　11. B　12. A

B 型题

1. B　2. E　3. D　4. A　5. C

二、名词解释

1. 老年人自我保健：老年人自我保健是指健康或患病的老年人，利用自己掌握的医学知识、科学的养生保健方法和简单易行的治疗、护理和康复手段，依靠自己、家庭或周围的资源进行自我观察、预防、诊断、治疗和护理等活动。

2. 老年保健：老年保健是指在平等享用卫生资源的基础上，充分利用现有的人力、物力以维持和促进老年人健康为目的，发展老年保健事业，使老年人得到基本的医疗、护理、康复、保健等服务。

3. 长期照护：长期照护是指对慢性病患者和身心功能障碍者，在持续的一段时间内提供长期性的医疗、护理、个人照料和社会支持等服务。

三、填空题

1. 高龄老年人、独居老年人、丧偶老年人、患病老年人、精神障碍老年人

2. 全面性原则、区域化原则、费用分担原则、功能分化原则、联合国老年人政策原则

3. 老有所养、老有所医、老有所教、老有所学、老有所为、老有所乐

4. 个人的感知、行动的可能

5. 居家养老为基础、社区服务为依托

四、简答题

1. 独立性原则、参与性原则、照顾原则、自我实现或自我成就原则、尊严性原则。

2. 高龄老年人、独居老年人、丧偶老年人、患病老年人、精神障碍老年人以及新近出院的老年人。

3. 老有所养（老年人的生活保障）、老有所医（老年人的医疗保健）、老有所教（老年人的教育及精神生活）、老有所学（老年人的发展）、老有所为（老年人的成就）、老有所乐（老年人的文化生活）。

4. ①自我观察：内容主要包括观察生命体征的变化、观察疼痛的部位和特征、观察身体结构和功能的变化等。②自我预防：建立健康的生活方式，不吸烟、少饮酒；合理膳食，养成良好的生活、卫生习惯；坚持适度运动，保持最佳的心理状态，定期健康体检等。③自我治疗：老年人运用掌握的医学知识对疾病进行药物或非药物治疗。④自我护理：增强老年人生活自理能力，运用相关的医学、护理及保健知识进行自我健康管理、自我照顾、自我保护等活动。

5. 长期照护是指对慢性病患者和身心功能障碍者，在持续的一段时间内提供长期性的医疗、护理、个人照料和社会支持等服务。其模式主要包括居家式照护、机构式照护、社区式照护三种类型。

6. ①日常生活照料服务，即为慢性病患者和失能患者提供吃饭、穿衣、洗衣、洗漱等日常起居服务。②健康保健服务，由专业的医护工作者提供健康教育、养生保健等服务。③精神慰藉服务，主要是通过心理护理、聊天等帮助老年人排解忧虑、消除孤独寂寞等。

五、论述题

1. ①健康生活习惯：起居有规律，每天睡眠时间不少于 6 小时，应有适当的午休；多饮水，每天饮水 1200～1600mL；活动时穿戴合身、合脚，动作宜慢，预防跌倒发生；坚持每天晒太阳，时间控制在 15～20 分钟；多食富含膳食纤维的食物，养成定时排便习惯；多运动，避免久坐。②合理膳食：膳食以谷类为主，粗细搭配；餐餐有蔬菜，天天有水果；适量摄入肉、禽、鱼、虾及蛋类；经常食用奶类、豆制品和少量坚果；控制油、盐摄入；在医生指导下合理补充微量元素，如钙、维生素 A、维生素 D、铁等。③适量运动：选择安全有效的运动项目。推荐步行、慢跑、游泳、太极拳、跳舞等；掌握合适的运动次数、时间和强度；重视脑力活动，建议每天坚持一定时间的听、说、读、写，有助于预防老年期痴呆等认知障碍性疾病。④良好心理状态：学会发泄情绪，主动向家人、朋友倾诉；积极融入社区，与邻里建立融洽关系，主动关心、帮助他人；多做好事、善事。⑤疾病自我控制：随身携带医保卡、自制急救卡和急救盒，急救卡应写明姓名、住址、联系人、电话等，急救盒应根据自身疾病情况准备药物，如心血管疾病可备阿司匹林、硝酸甘油、速效救心丸等；学会自我监测脉搏、体温、血压等；看病就医一定要到正规医疗机构，遵医嘱治疗。⑥加强健康管理：每年至少做 1 次体检，早发现、早诊断、早治疗，及时采取相关防护措施。

2. （1）①对李某进行健康评估，为其建立健康档案。②视力障碍的护理健康指导。③跌倒预防及护理的健康指导。④针对家人及照顾者的健康教育。

（2）李某应选择居家养老照顾模式。居家养老是指老年人居住在家中，由专业人员、家属及社区志愿者为老年人提供服务和照顾的一种新型社会化养老模式，与中国传统的家庭养老不同。①居家养老符合多数老年人的传统观念，老年人居住在所熟悉的"家"的环境可以享受到家庭的温暖，精神愉悦，有利于身心健康。②居家养老相对于社会机构养老所需费用低，有利于解决中低收入家庭养老的后顾之忧。③居家养老可以减轻机构养老服务的压力，解决养老机构不足的难题。④居家养老有利于推动和谐社区的发展和建设，在社区内形成尊老、助老的优良风气，提高社会道德风尚。

第四章

一、选择题

A1 型题

1. A 2. D 3. D 4. E 5. B 6. B 7. A 8. A 9. C 10. E 11. C 12. A 13. C
14. A 15. E 16. E 17. E 18. A 19. E 20. B 21. A 22. E 23. D 24. E 25. A

26. A　27. C　28. E　29. C

A2 型题

1. E　2. C

B 型题

1. ACD　2. BE

二、名词解释

1. 抑郁：抑郁是个体在失去某种其重视或追求的东西时产生的情绪体验，是一种常见的情绪反应。

2. 焦虑：焦虑是个体感受到威胁时的一种不愉快的情绪体验，是人们对环境中的一些即将面临的、可能会造成危险的重大事件或者预示要做出重大努力的情况进行适应时，心理上出现的一种紧张和不愉快的期待情绪。

3. 认知：认知是个体推测和判断客观事物的思维过程。包括感知、知觉、注意、记忆、思维等心理活动。

三、填空题

1. 移动、控制大小便、进食

2. 老年环、脂质沉积

3. 功能状态评估、辅助检查

4. 1℃以上、发热

5. Barthel 指数、日常生活功能指数评价表、Pfeffer 功能活动调查问卷

6. 访谈法、观察法、主观报告法、症状定式检查法、标准化量表法、体格检查

7. 皮肤和毛发、眼、耳、味觉和嗅觉

8. 日常生活能力、功能性日常生活能力、高级日常生活能力

9. 状态焦虑、特质焦虑

四、简答题

1. 输尿管肌层变薄，张力减弱，且支配肌肉活动的神经细胞减少，尿液进入膀胱内流速减慢，容易产生反流而引起逆行感染。

2. 老年人的人格变化有以下共同特点：自我为中心，性格内向，适应能力下降，缺乏灵活性，猜疑与妒忌心理，办事谨小慎微。

3. 老年人健康评估的注意事项包括环境适宜、时间充足、方法得当、运用够用技巧。

五、论述题

1.（1）王某出现了情绪和情感方面的问题。当机体在某些特定的刺激影响下，改变了正常的活动，引起某种情感时，机体的内部和外部会发生一系列的变化，并表现在各种生理反应上，呼吸系统、循环系统、骨骼、肌肉、内分泌腺及代谢活动等在情感状态中都会发生变化，发生了老年性抑郁症。

（2）常用的抑郁评估量表有汉密顿抑郁量表、抑郁自评量表、90 项症状自评量

表等。

2.（1）老年人味觉功能下降，特别是苦味和咸味功能显著丧失，同时多伴有嗅觉功能低下，不能或很难嗅到饮食的香味；老年人对食物的消化功能下降，肠蠕动减弱，容易引起腹部饱胀感、食欲不振等，对其饮食摄取造成影响；总是单独进餐会影响老年人的食欲。

（2）因盐和糖食用太多对健康不利，烹调时可用醋、姜、蒜等调料来调味刺激食欲；采取少食多餐的饮食习惯较为适合，根据张某的身体状况为其制订锻炼计划并督促实施；尽量创造和他人一起进餐的机会，或请保姆或钟点工为其准备饮食。

第五章

一、选择题

A1 型题

1. C　2. C　3. B　4. D　5. D　6. C　7. A　8. C　9. E　10. B　11. D　12. E　13. A　14. B　15. E　16. D　17. C　18. C　19. E　20. D　21. D　22. B　23. D　24. B　25. B　26. D　27. B　28. E

A2 型题

1. B　2. C

二、名词解释

1. 休息：休息是指一段时间内相对地减少活动，使身体各部分放松，处于良好的心理状态，以恢复精力和体力的过程。

2. 情志护理：情志护理是以中医基础理论为指导，以良好的护患关系为桥梁，应用科学的方法，改善和消除患者不良情绪，从而有利于疾病治疗的一种护理方法。

三、填空题

1. 1500 ~ 1700

2. 20

3. 20

4. 养阳护阴

5. 形、气、神

四、简答题

1. 发掘自理潜能；做好安全防护；日常生活时间安排要有节律性；尊重个性与保护隐私；注重心理护理和灵性照护。

2. 注意安全，循序渐进；时间适宜，持之以恒；自我监护；体现自主性。

3. 因人因病辨证施食；因时因地灵活选食；审证求因协调配食。

4. 说理开导法；释疑解惑法；移情易性法；以情胜情法；顺情从欲法；健康教育法。

五、论述题

1. （1）少量多餐，细软多食，预防营养缺乏。①食物多样，少量多餐。②细软食物易于消化吸收。③细嚼慢咽。④合理使用营养强化食品。⑤预防老年贫血。⑥合理选择高钙食物，预防骨质疏松。

（2）主动足量饮水，积极户外活动。每天的饮水量达到 1500~1700mL。应少量多次，主动饮水，首选温热的白开水。正确的饮水方法：主动、少量、多次饮水，每次50~100mL，清晨一杯温开水，睡前 1~2 小时一杯水，应养成定时和主动饮水的习惯。同时积极参加户外活动。

（3）延缓肌肉衰减，维持适宜体重。BMI 最好不低于20kg/m²，最高不超过27kg/m²，另外尚需结合体脂和本人健康情况来综合判断。营养师需要给予个性化营养评价和指导，时常监测体重变化。如果体重在 30 天内降低 5% 以上，或 6 个月内降低 10% 以上，则应该引起高度注意，及时到医院进行必要的检查。

（4）摄入充足食物，鼓励陪伴进餐。对于孤寡、独居老年人，建议多结交朋友，去社区老年食堂、助餐点、托老所用餐，增进交流，增加食物摄入。生活自理有困难的老年人，应采用辅助用餐、送餐上门等方法，保障食物摄入和充足的营养。

2. （1）预防风邪：春季风主令，六淫邪气结合风邪致病。春季起居以防避风邪为主，尤其注意预防呼吸道和脑血管疾病。

（2）适当"春捂"：老年人各种生理功能减退，对气候变化的适应能力较差，有意地"春捂"尤其重要。老年人衣着要根据自己身体的健康状况，结合气候变化，随时增减，衣着要松软轻便，贴身保暖。

（3）合理睡眠：春季白昼时间开始延长，夜间开始缩短，老年人应顺应季节规律做到"夜卧早起"，以适应春天生发之气，增强机体正气和抗病能力。同时春季肝气旺，脾气相对不足，容易出现倦怠、嗜睡，即所谓的"春困"。为防止春季困倦，护理人员应根据老年人的生活习惯进行健康指导，并制订生活作息时间表，适当控制睡眠时间，预防疾病，保证健康。

（4）环境舒适：冬去春来，老年人的调节中枢和机体功能仍处急缓状态，此时老年人一要保持室内空气新鲜，坚持每日通风换气；二要保持卧室干燥，被褥常洗勤晒；三要居室色彩协调，氛围祥和，可种植适量的花草；四要睡前温水泡脚，按摩双脚；五要多进行户外活动，做到"广步于庭，被发缓行"。

3. （1）预防秋燥：秋季燥气主令，易伤肺气和津液，故要防止感冒和燥热伤肺。

（2）早卧早起：秋天白昼时间逐渐缩短，夜晚渐长。机体阳气收敛，阴气渐长，故顺应节气做到早卧早起，以应秋季"收养之道"。

（3）适当"秋冻"：就是说"秋不忙添衣"，有意识地让机体"冻一冻"，避免多穿衣服产生的身热汗出，汗液蒸发，阴津伤耗，阳气外泄。秋季应顺应阴精内蓄，阳气内收的养生需要。同时慎避寒凉。初秋白天天气仍很热，但"立秋早晚凉"，一日温差较大，所以秋季宜着薄衣，早晚稍加厚衣服，注意防寒。

第六章

一、选择题

A1 型题

1. A 2. E 3. C 4. E 5. E 6. D 7. D 8. E 9. D 10. D 11. C 12. D 13. D 14. B 15. D 16. D 17. B 18. A

A2 型题

1. B 2. D 3. B 4. A 5. B

B 型题

1. E 2. C 3. A 4. D 5. B 6. A 7. C 8. E

二、名词解释

1. 老年药物代谢动力学：老年药物代谢动力学是研究药物在老年人体内的吸收、分布、代谢和排泄过程及药物浓度随时间变化规律的科学。

2. 老年药物效应动力学：老年药物效应动力学是指药物对老年人机体产生的作用或效应，是研究药物的效应及其作用机制，以及药物剂量与效应之间的规律。

3. 药物不良反应：药物不良反应是指质量合格药物在正常用法和用量时出现与用药目的无关的或意外的有害反应。

4. 治疗药物浓度监测：治疗药物浓度监测是通过测定血液中药物的浓度，并利用药代动力学的原理和公式使给药方案个体化，以提高疗效，避免或减少毒性反应，同时为药物过量中毒的诊断和处理提供有价值的实验室依据。

5. 药源性疾病：药源性疾病是指严重的药物不良反应引起了人体功能或结构的损害，并有临床过程的疾病。

三、填空题

1. 毒性反应

2. 1/4

3. 先急症，后慢病；先中药，后西药

4. 1/2

5. 3 ~ 5

四、简答题

1. （1）用药种类多，易发生药物间相互作用。

（2）药动学和药效学的改变。

（3）药物与疾病的相互作用。

（4）用药依从性差。

（5）安全用药常识缺乏。

（6）潜在不适当用药。

2.（1）对大多数药物的敏感性增高，如对中枢神经系统药物的敏感性增高；对洋地黄制剂的敏感性增强；对抗凝血药物的敏感性增强；对利尿药和抗高血压药的敏感性增高；对耳毒性药物的敏感性增高；对肾上腺素敏感性增高。

（2）对少数药物的敏感性降低，如阿托品、多巴胺、异丙肾上腺素等。

3.（1）多药合用耐受性明显下降。

（2）对易引起缺氧的药物耐受性差。

（3）对排泄慢或因引起电解质紊乱的药物耐受性下降。

（4）对肝脏有损害的药物耐受性下降。

（5）对胰岛素和葡萄糖耐受性降低。

4. 受益原则、五种药物原则、小剂量原则、择时原则、暂停用药原则、及时停药原则。

5.（1）密切观察和预防药物不良反应。

（2）不同给药途径的药物护理。

（3）不同老年人的药物护理。

（4）提高老年人用药依从性。

6.（1）最低有效剂量。

（2）应用5种以下药物。

（3）正确选择停药。

（4）避免禁忌或慎用的药物。

（5）注重个体化用药。

（6）加强药物监测。

五、论述题

1.（1）该患者可能的药物不良反应：①直位性低血压；②尿潴留；③药物中毒。

（2）预防患者的药物不良反应措施：①密切观察药物副作用、药物矛盾反应，一旦出现不良反应时应及时停药、就诊，根据医嘱改服其他药物，保留剩药。②要定期监测血药浓度。③对患者所用的药物要进行认真的记录并注意保存。④规定适当的服药时间和服药间隔。

（3）加强患者的药物治疗健康指导：①向患者解释药物的种类、名称、用药方式、药物剂量、药物作用、不良反应和期限等。②鼓励老年人首选非药物性措施，对失眠应先采用非药物性的措施解决问题，将药物中毒的危险性降至最低。③指导老年人不随意服用滋补药。④加强家属的安全用药知识教育。

2.（1）该患者在居家期间最主要的护理诊断/问题：不依从性，不按医嘱服用降糖药。

（2）①加强用药指导：通过开展药物咨询、派发宣传小册等讲解老年人安全用药的重要性。②简化药物治疗方案：用药方案应简单易懂，尽可能减少药物的数量、种类和服药次数。③经济合理用药：选择老年人经济可负担、药效好、副作用小的药物。

④制订细化措施：保留病历药历，药物摆放醒目，使用特定药盒，设立提醒装置。⑤建立用药支持：让患者求医方便，及时获得用药的帮助和支持。⑥促进护患沟通。

（3）①服从医务人员管理：强调遵医嘱用药，听从药师建议。②提高自我管理能力：重视膳食、锻炼等非药物治疗，不擅自用药。③管理好居家药物，注意药物保留原标签，药名及外用或内用标记清楚。④注重生活及饮食对药物的影响：糖尿病患者需控制饮食，才能保证降糖药的疗效。⑤完善随访工作：提高患者的用药依从性，减少药物的不良反应。

第七章

一、选择题

A1 型题

1. C 2. C 3. E 4. E 5. E 6. A 7. C 8. A 9. C 10. B 11. E 12. D 13. A 14. B 15. E 16. E 17. A 18. A 19. E 20. D 21. A 22. E 23. E 24. A 25. B 26. E 27. C 28. C 29. E 30. B 31. A 32. C 33. D 34. C 35. A 36. E 37. B 38. A 39. E 40. C 41. D

A2 型题

1. D 2. C 3. C 4. A 5. A 6. D 7. E

B 型题

1. C 2. B 3. C 4. A 5. B 6. D 7. A 8. A 9. B

二、名词解释

1. 疼痛：疼痛是由感觉刺激而产生的一种生理、心理反应及情感上的不愉快经历。

2. 跌倒：跌倒是指突发的、不自主的、非故意的体位改变，倒在地上或更低的平面上。

3. 尿失禁：尿失禁指由于膀胱括约肌的损伤或神经功能障碍而丧失排尿自控能力，使尿液不受主观控制而自尿道口溢出或流出的状态。

4. 老年性白内障：老年性白内障即年龄相关性白内障，是指从中老年开始发生的由晶状体混浊引起的视功能障碍。分为皮质性白内障、核性白内障及后囊下白内障。其临床特点为双眼先后发病，渐进性、无痛性的视力减退及屈光改变。

5. 吞咽障碍：吞咽障碍是指由于下颌、双唇、舌、软腭、咽喉、食管括约肌等器官结构和（或）功能受损，不能安全有效地把食物由口输送到胃内的过程。广义的吞咽障碍概念应包含认知、精神心理等方面的问题引起的行为和行动异常导致的吞咽和进食问题，即摄食吞咽障碍。

6. 衰弱综合征：衰弱综合征是一种常见的重要老年综合征，老年人因生理储备的下降而导致的抗应激能力减退的非特异性状态，涉及神经、肌肉、内分泌、代谢及免疫等多系统的病理生理改变。其可增加老年人跌倒、认知功能减退、失能及死亡等负性事件的风险。

7. 谵妄：谵妄是一种急性脑功能下降，伴认知功能改变和意识障碍，也称急性意识混乱。以急性发作、病程波动，注意力、意识改变和认知障碍为特征。

三、填空题

1. 年龄、药物、认知因素

2. 尿潴留、积粪性肠穿孔、结肠缺血

3. 急迫性尿失禁、压力性尿失禁、充盈性尿失禁

4. 躯体移动障碍、自理缺陷、有失用综合征的危险、知识缺乏

5. 皮质性白内障、核性白内障、后囊下白内障

6. 5

7. 45°

8. 疲乏、阻力增加/耐力下降、自由活动下降、疾病情况、体重下降

9. 躯体疾病、精神因素

四、简答题

1.（1）老年疼痛患者常伴有多种疾病并存，起病缓慢，表现不典型，变化迅速，并发症多，药物的不良反应多。

（2）老年患者对疼痛的反应不敏感。

（3）老年患者药物毒性更大，非甾体抗炎药如布洛芬和阿司匹林对老年患者会产生明显的副作用，不能作为常规使用。

（4）老年患者的疼痛，由不可治愈性疾病引起的较为多见，如晚期癌症。有些疾病的隐匿性可能贻误诊治，如不典型的心绞痛等，在护理上应引起注意。

2.（1）减少使跌倒发生的危险因素。

（2）心理护理。

（3）指导日常生活。

（4）运动锻炼：规律的运动锻炼（特别是平衡训练）可减少跌倒的发生率。

（5）注意加强对用药的护理，尤其是对于易引起跌倒的药物，如降压药、降糖药物等。

3. 建立排便习惯、恢复肠道反射、采用自然排便、完善环境设施。

4. 生活方式干预、排尿习惯训练、膀胱功能训练、盆底肌肉训练。

5. 对足下垂患者的足部可使用足板托、枕头等物支撑，也可穿丁字鞋，使足与腿成直角，保持背屈位，以预防跟腱挛缩。

6.①感知改变：视力减退与晶状体混浊有关。②生活自理缺陷与视力减退有关。③有外伤的风险：与视力障碍有关。④焦虑与害怕手术、担心失明等有关。⑤潜在并发症：继发青光眼、过敏性葡萄膜炎、术后感染、出血等。

7.①分级：Ⅰ级，可1次喝完，无呛咳；Ⅱ级，分两次以上喝完，无呛咳；Ⅲ级，能1次喝完，但有呛咳；Ⅳ级，分两次以上喝完，且有呛咳；Ⅴ级，频繁呛咳，难以全

部喝完。②判断：分级在Ⅰ级，若5秒内喝完，为正常；分级在Ⅱ级，超过5秒内喝完，为可疑有吞咽障碍；分级在Ⅲ、Ⅳ、Ⅴ均为异常。

8. ①刷牙齿的外侧面和内侧面，须从牙龈往牙冠方向旋转刷，牙刷毛束的尖端上牙朝上，下牙朝下，牙刷毛与牙面呈45°。②刷牙的咬合面，将牙刷毛放在咬合面上，前后来回刷。③最后顺牙缝刷洗。一般用温水刷牙，每次刷牙时间应达到3分钟。

9.

表1　FRAIL量表

序号	条目	询问方式
1	疲乏	过去4周内的大部分时间或所有时间感到疲乏
2	阻力增加/耐力下降	在不使用任何辅助工具及不用他人帮助的情况下，中途不休息爬10级台阶有困难
3	自由活动下降	在不使用任何辅助工具及不用他人帮助的情况下，走100m较困难
4	疾病情况	存在以下5种以上疾病：高血压、糖尿病、急性心脏疾病发作、卒中、恶性肿瘤（微小皮肤癌除外）、充血性心力衰竭、哮喘、关节炎、慢性肺病、肾脏疾病、心绞痛等
5	体重下降	1年或更短的时间内出现体重下降≥5%

10. ①知识宣教：谵妄的早发现、早诊断十分重要，因此临床护士要提高对谵妄的认识，及时发现和识别导致谵妄发生的易患因素和诱发因素。②预防措施：提供辅助工具（例如时钟、手表、日历）和制订规则，以改善感觉功能（例如眼镜、助听器）；频繁的口头指导和对日常事件的提醒；减少环境改变带来的影响（例如降低噪声、熟悉的物体）；不良药物影响识别与处方药物治疗方案的讨论；生理稳定性的促进（例如低流量的吸氧，维持水、电解质平衡）；足够的疼痛管理；正常的睡眠－觉醒模式的推广；正常肠和膀胱功能的维持；体育锻炼（例如步行、运动疗法、作业疗法）；提供认知刺激活动；足够心理社会支持，如家人和支持人员对患者的鼓励等。③安全指导：预防老年人跌倒、走失、烫伤、自伤等不良事件的发生。

五、论述题

1.（1）王某发生跌倒的危险因素：①视力问题：青光眼。②活动与协调：双膝关节有骨关节炎，关节僵硬，影响日常活动能力。③血管舒缩功能及药物影响，如抗高血压药物等。

（2）预防再跌倒的措施：①评估王某的活动能力。②了解目前的心理状况，是否存在恐惧心理。③评估及改善居住环境。④使用高度适宜的助步器。⑤指导积极运动锻炼，增加平衡能力和肌力。⑥用药护理。⑦定期复查。

（3）发现老年人跌倒，不要急于扶起，要分情况进行处理：①意识不清，应立即拨打急救电话；有外伤、出血，立即止血、包扎；呕吐者将头偏向一侧，并清理口、鼻腔呕吐物，保证呼吸道通畅；抽搐者移至平整软地面或身体下垫软物，防止碰、擦伤，必要时牙间垫较硬物，防止舌咬伤，不要硬掰抽搐肢体，防止肌肉、骨骼损伤；如呼吸、心跳停止，应立即进行胸外心脏按压等急救措施；如需搬动，保证平稳，尽量平卧。②意识清楚，询问老年人跌倒情况，如不能记起跌倒过程，可能为晕厥或脑血管意外；如有剧烈头痛或口角㖞斜、言语不利、手脚无力等提示脑卒中的情况；如有关节异常、肢体位置异常等提示骨折，或双腿活动或感觉异常及大小便失禁等提示腰椎损害，非专业人员不要随便搬动，以免加重病情；以上情况均应立即拨打急救电话或护送老年人到医院诊治。如老年人试图自行站起，可协助老年人缓慢起立，坐卧休息并观察，确认无碍后方可离开。如老年人存在恐惧再跌倒的心理，要帮助其分析恐惧的缘由，是身体虚弱还是受以往自己或朋友跌倒的影响，并共同制定针对性的措施，克服恐惧心理。

2.（1）生理因素、疾病因素、药物因素、其他因素。压力性尿失禁。

（2）行为疗法、药物治疗、皮肤护理、尿失禁护理用具、心理护理。

（3）指导老年人进行收缩和放松盆底肌肉的锻炼，以增强控制排尿的能力。方法：老年人取坐位、立位或仰卧位，双腿与肩同宽，先慢慢收紧盆底肌肉并保持10秒，再缓缓放松10秒，重复收缩与放松15次，一般需坚持3个月以上，才能有明显的效果。

3.（1）①感知紊乱，视力下降：与晶状体混浊有关。

②有外伤的危险：与白内障导致视力下降有关。

③潜在并发症：继发性闭角型青光眼、晶状体过敏性葡萄膜炎、晶状体溶解性青光眼等。

④知识缺乏：缺乏有关白内障自我保健的相关知识。

（2）①密切观察患者的血压、脉搏、体温。注意观察术眼敷料有无渗血、渗液以及疼痛情况，如术眼持续胀痛不适需报告医生查明原因，给予相应处理。②嘱患者尽量闭目安静休息，保持情绪稳定，避免大声谈笑，以防血压及眼压升高引起出血或植入人工晶体移位，影响手术效果。③在滴眼时勿给眼球施加压力，严格执行无菌操作规程，避免交叉感染并加强并发症的观察；若出现呕吐、头痛、眼胀痛、眼部红肿、分泌物增多等症状，应及时告知医生并配合处理，以预防术后感染、青光眼等并发症的发生。④注意眼部卫生，术后1周禁止洗澡、洗头，洗脸时用拧干毛巾轻擦眼周皮肤，绝对防止脏水流入眼内，以免引起感染。

（3）①嘱患者生活起居要有规律，不要过于劳累。注意休息，保证充足的睡眠。

②保持眼部卫生，避免用毛巾和手直接揉眼，为患者准备单独的毛巾和脸盆。

③外出时佩戴防护眼镜，避免强光刺激，以及紫外线对晶状体的光化学损害。

④不要长时间用眼，看电视时要与电视机保持一定距离，乘车、光暗时不阅读。

⑤学会自行滴眼药水、涂眼药膏的方法，坚持用药。

⑥饮食上，应少量多餐，饮食宜清淡，适当进食高热量、高蛋白、富含维生素及纤维素的软食。应做到不吸烟，少饮酒，不宜多食辛辣之品，不食糖果甜食。

4. （1）①吞咽障碍：与老化、脑梗死等疾病有关。

②有误吸的危险：与摄食－吞咽功能减弱有关。

③营养失调的危险，低于机体营养需要量：与吞咽困难引起进食少有关。

④焦虑/恐惧：与担心窒息而紧张、害怕有关。

（2）确保患者处于坐位或由其他方法支持坐姿，先让患者单次喝下 2~3 汤匙水，如无问题，再让患者像平常一样喝下 30mL 水，然后观察和记录饮水时间、有无呛咳、饮水状况等，按 5 级分级进行评价记录。

（3）护士积极与患者及家属沟通，安抚情绪，转移注意力；引导患者接受吞咽障碍导致进食困难的现实，并告知患者如何通过有效措施预防误吸的发生，以减轻或消除焦虑、恐惧的心理。

5. （1）衰弱综合征。

（2）即衰弱的评估重点：疲乏感、阻力耐力、自由活动能力、疾病情况、体重下降程度。

（3）①饮食护理：患者年龄较大，应合理调整膳食结构，应注意适当添加瘦肉、动物肝脏等摄入，重视预防营养不良和贫血。必要时，根据医嘱，给予 11.5g/（kg·d）的蛋白质摄入，补充必需氨基酸（EAA），血清羟－维生素 D 水平＜100mmol/L 时每日补充 800U 维生素 D。

②运动护理：根据陈某的兴趣、家庭训练条件，选择运动强度、频率、方式和运动时间，制订个体化的运动治疗方案。采用多组分运动干预，即抗阻、有氧、平衡和柔韧性运动相结合的锻炼方式，包括有氧运动，如步行、体操、太极拳、八段锦等；抗阻运动，如从坐到站、坐位抬腿、静力靠墙蹲等；平衡训练，如直线行走、单腿站立等；柔韧度训练，如各种屈曲和伸展运动。运动前后做好准备或舒缓运动，动作应简单缓慢，注意安全。运动频率以 2~3 次/周为宜；运动强度遵循循序渐进原则，由低强度过渡到中高强度。

第八章

一、选择题

A1 型题

1. A　2. B　3. E　4. D　5. C　6. E　7. B　8. D　9. E　10. E　11. E　12. E　13. B　14. E　15. A　16. A　17. E

A2 型题

1. C　2. D　3. B　4. A　5. D　6. E　7. B　8. A

二、名词解释

1. 心理健康：心理健康是指在身体、智能以及情感上与他人的心理健康不相矛盾的范围内，将个人心境发展成最佳状态。

2. 脑衰弱综合征：脑衰弱综合征是指某些慢性躯体疾病所引起的类似神经衰弱的症候群。其发生、发展、病程经过及预后，均取决于躯体疾病本身。随着躯体疾病的好转及全身状况的恢复，类似神经衰弱的症状亦随之消失。

三、填空题

1. 适应原则、整体原则、系统原则
2. 自主需求、求知需求、尊敬需求
3. 急性焦虑、慢性焦虑
4. 生理、心理、社会

四、简答题

1. 生理功能减退；社会地位的变化；有些疾病会影响老年人的心理状态；家庭状况的变化，如子女独立、结婚、老年丧偶、亲人死亡、家庭纠纷以及老年夫妇之间的关系等，都对老年人的心理产生明显的影响；老年人的文化程度、精神素养、政治信仰、道德伦理观点等对其心理状态影响很大；营养缺乏；生活事件的影响，这些因素会加剧负性心理变化。

2. （1）评估抑郁程度：老年抑郁评定量表和 Beck 抑郁量表可用来进行老年抑郁症的筛查，汉密顿抑郁量表可用来评估老年抑郁的严重程度。

（2）早发现、早诊断、早治疗：尽早地识别抑郁症的早期表现，对患者自身的病情特点、发病原因、促发因素、发病特征等加以综合考虑，并制订出预防复发的有效方案，防患于未然。

（3）心理干预：对于病情趋于恢复者，应为其介绍卫生常识，进行多种形式的心理治疗。劝告老年人能正确对待自己，正确认识疾病，锻炼自己的性格，树立正确的人生观；面对现实生活，正确对待和处理各种不利因素，避免不必要的精神刺激。

（4）严防自杀：严重的抑郁，往往会产生自杀的念头，应主动热情与老人沟通交流，及时发现其自杀企图，从而进行有效干预，防止意外事件的发生。必要时可采用认知心理治疗、药物治疗等。

五、论述题

1. 诊断：老年期抑郁症。依据如下：

（1）有抑郁症的三大主要症状，即心境低落、思维迟缓和行为抑制的"三低"症状：总是郁郁寡欢，变得越来越消沉，无精打采、有孤独感、不想说话、行动迟缓、表情淡漠呆滞，以往很感兴趣的事变得索然无味。

（2）老年期抑郁症特点之疑病性：因躯体不适而感到自己患了绝症，在多家医院做详细检查而未发现阳性体征。但他不相信这些结果，仍到处求治求医。他对自己正常的躯体功能过度注意，即使有时出现轻度感冒等，也是反应过度。

（3）老年期抑郁症特点之隐匿性：出现躯体不适如胃痛、便秘、腹痛、打嗝、食欲减退、失眠多梦，但查不出相应的阳性体征。

（4）老年期抑郁症特点之激越性：李某情绪特别易激动，发脾气，常为一些小事与家人争吵不休，弄得家人谁也不敢理他、惹他。他常感到自己年轻时做过许多错事，不可饶恕。为此他常担心自己和家庭遭到不幸，不敢走出家门，有时坐卧不安，难以入睡。

（5）老年期抑郁症特点之迟滞性：不想说话、行动迟缓、表情淡漠呆滞。

（6）自杀念头和行为：李某触电自杀未遂，仍不断企图自杀。

（7）持续时间超过两周：半年。

2. 主要护理诊断/问题：

（1）个人应对无效：与无力解决问题、认为自己丧失能力、对将来丧失信心、使用心理防卫机制不恰当有关。

（2）有自杀的危险：与严重抑郁悲观情绪、自责自罪观念、有消极观念和自杀企图和行为、无价值感有关。

（3）睡眠型态紊乱：与抑郁症不安和激动、充满悲观情绪、入睡困难有关。

（4）思维过程紊乱：与抑郁症表现出的思维和行为活动迟缓有关。

3. 护理措施要点：

（1）日常生活护理：①保持合理的休息和睡眠。②加强营养。

（2）用药护理：①密切观察药物疗效和可能出现的不良反应，及时向医生反映。②强调坚持服药。

（3）严防自杀：①识别自杀动向。②环境光线明亮，色彩明快。③专人守护。④妥善保管一切可用于自杀的工具及药物。

（4）心理护理：①采取认知、疏导等心理干预阻断负向的思考。②鼓励患者抒发自己的想法。③学习新的应对技巧。

第九章

一、选择题

A1 型题

1. A　2. B　3. E　4. A　5. C　6. C　7. E　8. C　9. C　10. E　11. E　12. D　13. A　14. A　15. D　16. C　17. B　18. B　19. B　20. E　21. A　22. B　23. A　24. A　25. D　26. A　27. B　28. D　29. A　30. A　31. A　32. E　33. A　34. A　35. B　36. C　37. D　38. A　39. C　40. C　41. A　42. E　43. D　44. B　45. D　46. C　47. B　48. B　49. E　50. E　51. D　52. E　53. A　54. D　55. A　56. D

A2 型题

1. B　2. E　3. B　4. C　5. D　6. A　7. D　8. D　9. B　10. B　11. E　12. C　13. A　14. C　15. D　16. E　17. D　18. C　19. C　20. C　21. C　22. E　23. A　24. A　25. A　26. E　27. E　28. C　29. E　30. B

B 型题

1. E　2. C　3. A　4. D　5. A　6. D　7. C　8. A　9. B　10. E　11. D　12. A　13. B
14. E　15. A　16. D　17. B　18. E　19. A　20. C　21. B　22. B　23. E　24. C　25. A
26. D　27. E　28. D　29. A　30. B　31. C

二、名词解释

1. 老年疾病的一级预防：指病因预防，强调开展群众性和经常性健康教育，加强对危险因素的干预，戒烟限酒、合理饮食、生活规律、情绪乐观和适度活动等。

2. 慢性阻塞性肺疾病：慢性阻塞性肺疾病是一种具有气流受限特征的疾病，气流受限不完全可逆，呈进行性发展，与肺部对有害气体或有害颗粒的异常反应有关。

3. 老年性肺炎：老年性肺炎是指发生于老年人的终末气道、肺泡和间质的炎症。由于老年人组织器官退化、呼吸道黏膜萎缩、机体储备能力下降，当受到细菌侵入和寒冷等刺激时易引起肺部感染。

4. 医院获得性肺炎：指患者入院时不存在，也不处于感染潜伏期，而于入院 48 小时后发生的，也包括出院 48 小时内发生的肺炎，以呼吸机相关肺炎最为多见。可由细菌、真菌、支原体、病毒或原虫等多种病原体引起。

5. 胃食管反流病：胃食管反流病是指过多的胃、十二指肠内容物反流至食管引起不适症状和（或）并发症的一种常见的慢性、复发性疾病。其病因繁多、发病机制复杂。

6. 老年高血压：老年高血压是指年龄大于 65 岁的老年人在未使用抗高血压药物的情况下，非同日 3 次测量收缩压 ≥ 140mmHg 和（或）舒张压 ≥ 90mmHg；患者既往有高血压史，目前正在用抗高血压药物，血压虽低于 140/90mmHg，也应诊断为老年高血压。

7. 脑卒中：脑卒中是指由各种原因导致急性脑局部血液循环障碍而引起的神经功能缺损综合征（症状持续时间至少 24 小时）。

8. 心绞痛：心绞痛是指冠状动脉机械性或动力性狭窄致冠状动脉供血不足，心肌急剧、暂时地缺血、缺氧所导致的以短暂胸痛为主要表现的临床综合征。

9. 老年糖尿病：老年糖尿病是指年龄大于等于 65 岁的老年人，由于体内胰岛素分泌不足或胰岛素作用障碍，引起内分泌失调，从而导致物质代谢紊乱，出现高血糖、高血脂、水与蛋白质等紊乱的代谢异常综合征。

10. 骨质疏松症：骨质疏松症是一种以低骨量和骨组织微结构破坏为特征，导致骨质脆性增加和易于骨折的代谢性疾病。

11. 退行性骨关节病：退行性骨关节病是一种常见于老年人的慢性退行性骨关节疾病，指由多种因素引起关节软骨纤维化、皲裂、溃疡、脱失而导致的以关节疼痛为主要症状的退行性疾病。

12. 帕金森病：帕金森病是一种以静止性震颤、肌强直、运动迟缓和姿势步态异常为主要临床特征的常见的中老年人神经系统变性疾病。由于其突出特点是静止性震颤，故又称震颤麻痹。

13. 老年期抑郁症：老年期抑郁症是指发生于老年人这一特定人群的抑郁症。包括原发性抑郁（含青年或成年期发病，老年期复发）和见于老年期的各种继发性抑郁。

14. 阿尔茨海默病：阿尔茨海默病指一种进行性发展的致死性神经退行性疾病，临床表现为认知和记忆功能不断恶化，日常生活能力进行性减退，并有各种神经精神症状和行为障碍。

三、填空题

1. 多病共存；起病隐匿、发展缓慢；临床表现不典型；病情重、恢复慢、并发症多

2. 高热量、高蛋白、高维生素、低碳水化合物

3. 感染

4. 患病率、致死率、误诊率、漏诊率、体温、血象、治疗反应、耐受性

5. 坠积性肺炎、吸入性肺炎、阻塞性肺炎、终末期肺炎

6. 医院获得性肺炎、社区获得性肺炎、家庭护理相关性肺炎

7. 呼吸中枢、咳嗽反射

8. 反流、烧心

9. 后背、胸部、肩部、颈部、耳后

10. 收缩压

11. 健侧、患侧、远侧、近侧

12. 心绞痛、心肌梗死、猝死

13. 饮食治疗

14. 钙制剂、钙调节剂、二膦酸盐

15. 关节边缘有骨赘形成、关节间隙变窄、软骨下骨质硬化和囊腔形成

16. 关节疼痛、关节肿胀畸形、关节僵硬、骨摩擦感、肌肉萎缩

17. 1、1.5

18. 心境低落、思维迟缓、行为抑制

19. 阿尔茨海默病、血管性痴呆、混合性痴呆、其他类型痴呆

四、简答题

1. 老年疾病常见并发症有感染、水电解质和酸碱平衡紊乱、意识障碍、运动障碍、多器官功能障碍综合征、出血倾向、血栓形成和栓塞、大小便失禁、心理障碍等。

2. 治疗应重在预防，早期干预，主要措施是避免发病的高危因素、急性加重的诱发因素以及增强机体免疫力。护理的主要目标是改善呼吸功能，缓解焦虑、抑郁情绪，减少并发症，根据老年人的特殊性提供相应的护理措施。

3. （1）按发病机制分：①坠积性肺炎；②吸入性肺炎；③阻塞性肺炎；④终末期肺炎。

（2）按发病地点分：①医院获得性肺炎；②社区获得性肺炎；③家庭护理相关性

肺炎。

4. ①非糜烂性反流病；②糜烂性食管炎；③Barrett 食管。

5. （1）胃衰老及抗反流机制减弱：①胃食管抗反流屏障功能降低；②食管体部廓清能力下降；③食管壁抵抗力下降；④药物不良反应。

（2）疾病原因：①消化性疾病病史，如胃泌素瘤、十二指肠溃疡等；②全身性疾病病史。

6. 老年胃食管反流病相关危险因素包括男性、年龄、种族、吸烟、辛辣饮食、便秘、BMI 增加、过度饮酒、过度体力劳动、压力、心身疾病、家族史等。

7. 将血压调整至适宜水平，保护靶器官，改善生活质量，最大限度地降低心血管事件、死亡和致残的风险，延长老年高血压患者的生命。

8. （1）服药后卧床 0.5～1 小时，测量并记录卧、立位血压，注意两者是否相差过多，以警惕直立性低血压的发生。若发生时，应采取下肢抬高位平卧，屈曲股部肌肉和摇动脚趾，以促进脚部血流，减少血液淤积在下肢，增加有效循环血量。经常发生者，指导患者起床活动时应先穿上弹力袜再下床活动。

（2）指导患者避免长时间站立；改变姿势时，尤其是从卧、坐位起立时动作应缓慢；如在睡前服药，夜间起床排尿时需防止血压下降引起昏厥而发生意外。沐浴时避免水温过高，避免饮浓茶、饮酒，避免过度用力增加腹腔压力而影响静脉回流。

9. （1）躯体活动障碍：与偏瘫或平衡能力降低有关。

（2）语言沟通障碍：与意识障碍或病变累及语言中枢有关。

（3）吞咽障碍：与意识障碍或延髓麻痹有关。

（4）焦虑：与偏瘫、失语、生活不能自理有关。

10. ①症状不典型：有典型 Q 波的不足 1/3。②复发性：心梗后心绞痛发生率高。③并发症多：发生室壁瘤、心脏破裂的概率较中年人高。

11. ①发病类型以 2 型糖尿病多见。②起病隐匿，症状不典型。③并发症多，多种疾病并存。④尿糖与血糖常不成正比。⑤易发生低血糖。

12. 疼痛，多为较早症状，无固定，弥漫性；肌无力，常因劳累或活动加重，负重能力下降或不能负重；身长缩短，出现在严重时，脊椎锥体压缩变形，严重者伴驼背；骨折，最常见和最严重并发症，以腰椎和股骨上段骨折多见，严重时会有脊柱压缩性骨折。

13. （1）关节疼痛。疼痛是本病主要的症状，疼痛在各个关节均可出现，其中以髋、膝及指关节最为常见。初期为关节隐痛或胀痛，随时间发展疼痛次数逐渐增加，多在活动时或运动后疼痛增加，休息后可缓解，随着病情进展，休息时也可出现疼痛。

（2）关节肿胀、畸形。伴有滑膜炎时，关节内可有关节积液。关节肿胀常见于膝关节，往往伴有疼痛及关节周围压痛和肌肉痉挛。关节畸形一般出现在晚期。

（3）关节僵硬。关节活动不灵活，特别是关节活动时有各种响声。休息后不能立即活动，关节呈僵硬状态，要活动一段时间后才较灵活、舒适。中晚期关节活动受限明显加重，严重者出现关节绞锁，甚至致残。

（4）骨摩擦音（感）：活动时可以出现骨摩擦音（感）。

（5）肌肉萎缩：常见于膝关节，患者常有关节疼痛，其体力活动就会减少，患肢功能水平也会下降，从而导致患肢肌肉萎缩和力量下降。而肌肉萎缩和肌肉力量下降使得活动量更少，从而陷入恶性循环，严重影响老年人的生活质量。

14.（1）对关节软骨有损害作用，如阿司匹林、水杨酸、保泰松等。

（2）对关节软骨无损害作用，如吡罗昔康。

（3）对软骨代谢和蛋白聚糖合成具有促进作用，如双氯芬酸。

所以，临床医生在选用该类药物时应慎重，症状缓解后即停止用药。

15. 改善症状、促进生活自理，提高生活质量。不追求症状完全缓解，尽量保持用药的最低维持量。权衡利弊、选用适当药物小剂量联合应用，充分利用药物的协同效应，发挥最佳疗效，维持更长时间，急性不良反应和运动并发症发生率更低。

16.（1）用药原则：①从小剂量开始逐步缓慢加量直至有效维持，尽可能减少药物的不良反应和运动并发症。②个体化治疗，用药选择需综合考虑患者的年龄、疾病特点、严重程度、有无认知障碍、有无共病、药物不良反应、患者意愿及经济承受能力等因素。③不可突然停药，特别是使用左旋多巴及大剂量多巴胺受体激动剂时，以免发生撤药恶性综合征。

（2）观察疗效及不良反应：观察患者服药期间震颤、肌强直及其他运动功能症状及语言功能的改善程度。及时发现不良反应，如恶心、呕吐、眩晕、便秘及精神症状等。注意观察运动并发症的发生，如症状波动和异动症，症状波动包括"开关"现象和剂末恶化。当发生运动并发症时，可将左旋多巴安排在餐前1小时或餐后1.5小时服用，避免与高蛋白食物一起服用，并通过调整服药次数、剂量或添加药物等加以改善。药物治疗从小剂量开始，缓慢增加剂量，以最小的剂量获得最好的效果。

17. 指导家庭给予老年人更多的关心和照顾。如子女重视父母的身体、心理状况，耐心倾听父母的唠叨，经常与父母聊天，主动慰藉老年人，可避免老年人产生孤独感和尽可能早发现老年人的心理问题，防止老年人抑郁症的发生和复发。同时帮助老年人重新安排生活，扩大活动范围，尤其是文娱、体育、劳动等社会活动。有条件者，还可外出旅游，以使老年人心情愉悦，心胸开阔。

18. 应避免老年人单独外出。外出时给老年人带上标记家庭地址、电话号码和回家路线用的卡片，或佩戴 GPS 微型智能定位手环，以防走失。

五、论述题

1.（1）护理诊断：

①潜在并发症：感染、水电解质和酸碱平衡紊乱、意识障碍、运动障碍、多器官功能障碍综合征、出血倾向、血栓形成和栓塞、大小便失禁等。

②潜在的安全意外：误吸、窒息、跌倒。

③自理能力下降：与疾病、衰老有关。

④焦虑抑郁：与突然发病，病情反复发作，经久不愈，自理能力明显受限有关。

⑤知识缺乏：缺乏疾病相关的知识和（或）自我护理知识。

（2）治疗护理目标：老年患者治疗护理目标在于控制病情，挽救生命，控制并发症；康复的目标在于最大限度地提高老年患者生活自理能力。

（3）护理要点：

①加强病情观察：应综合考虑老年患者的特殊性，除仔细观察老年人的神志、生命体征、出入量等临床表现外，注意老年人水电解质和酸碱平衡、血气分析及肾功能等实验室指标的变化，同时要善于观察病情变化，及时发现不典型症状和并发症的发生，准确评估老年患者的健康状况。

②加强安全护理：防止老年人受到意外伤害。如误吸、窒息、跌倒等。

③加强生活护理：除了关注老年患者的专科系统疾病护理外，还应重视基础护理，做好饮食、口腔和皮肤清洁、协助大小便等生活护理，提高老年患者舒适度，促进康复，防止感染等并发症的发生。

④加强康复护理：结合健康教育，鼓励老年人在病情允许的情况下，尽早开始康复锻炼，循序渐进、持之以恒。护理人员应做好老年患者及家属康复训练的时机、形式、强度、持续时间和注意事项等指导。

⑤加强心理护理：老年患者身体疾病常常会导致心理问题的出现，心理问题又会加重躯体疾病。因而在护理过程中，既要关注老年人的躯体疾病，亦要关注老年人的心理状况，做好心理疏导。

⑥加强用药护理：老年人用药较多，不良反应多，指导老年人用药时，要做好用药前评估和用药后的观察，做好用药指导，保证疗效，减少或避免不良反应的发生。

⑦加强健康指导：护理人员应在全面系统评估的基础上，制定包括饮食、运动、睡眠、居住环境、日常生活方式、疾病等内容的健康教育。选择适合老年人的宣教方式，加强家属和陪护的教育。

2.（1）护理问题：

①呼吸交换受损：与外邪犯肺，肺失宣肃有关。

②不能有效清理呼吸道：与痰浊阻肺、痰液黏稠、气虚无力有关。

③睡眠障碍：与久病体虚、环境改变有关。

（2）护理措施：

①日常生活起居护理：保持室内空气清新流通，温/湿度适宜，避免尘埃和烟雾等刺激。汗出多者应及时擦汗更衣，注意保暖；加强口腔护理，可用10%金银花液漱口。

②病情观察：观察患者的神志，生命体征，咳嗽咳痰情况，痰液的性质、量，是否容易咳出。有无下肢水肿。注意观察有无水电解质平衡的紊乱，有无肺性脑病、肺心病的征兆等。

③体位与安全：急性期咳嗽不畅可以取半卧位休息，并轻拍背部，使痰液容易咳出，可超声雾化吸入。可适当户外活动，避免劳累。

④饮食护理：饮食低脂宜清淡、易消化、富营养，忌辛辣刺激、过咸、肥甘厚味，戒烟酒，多食新鲜果蔬，多饮水。指导患者口渴时可多喝梨汁、荸荠汁、莱菔汁，服药后要注意患者神志、呼吸、胸闷、咳嗽、发绀、痰液的性质和量等症状是否改善，另外关注血压、血糖控制情况。

⑤情志护理：病情长，反复发作，经久难愈，容易产生忧郁、焦虑的心理，对治疗缺乏信心，要学会自我调节，有困难及时寻求医务人员的帮助，保持良好的心态。

⑥注意患者睡眠时间、质量、影响因素，采用一些助眠术。

⑦氧疗护理：采用鼻导管持续低流量吸氧，氧流量 1~2L/min，提倡进行每天持续15 小时以上的氧疗。

⑧无创辅助通气护理：当患者出现病情加重、高碳酸血症等情况时，可使用无创辅助通气来改善患者睡眠质量和自主呼吸，提高生活质量，使用时保持气道通畅，如气道内有大量分泌物时应当及时清除。

⑨用药护理：中西医结合防治 COPD 是我国具有特色的医疗成果，经多年临床实践总结，其治疗水平明显提高。中医治疗：急性期发作以治标为主，慢性迁延期标本兼顾，临床缓解期则扶正固本。西药治疗：常用的药物包括支气管舒张剂、糖皮质激素、抗生素、祛痰止咳药、平喘药。用药宜充分，疗程足够，根据监测结果及时调整治疗方案，并监测各种药物的不良反应。同时也要注意监测抗高血压药的应用。

3. （1）徐老师主动问候患者，重视患者主诉，对待患者耐心，业务能力强，主动与医师沟通，还能想办法用中医护理技术解决患者痛苦等，能把自己的知识经验分享给学生。

（2）每个人心中的好护士标准不一样，主要从护士的职业素质、知识技能等方面去思考。

4. （1）知识宣教：向患者及其家属讲解老年性肺炎的基本知识，劝忌烟酒；在呼吸道传染病流行期间，减少去公共场所人员密集的地方；雾霾天气减少外出或戴口罩外出，避免吸入粉尘或刺激性气体。

（2）生活指导：指导老年人保持生活规律，劳逸结合。保持口腔清洁，在发热期间，因口咽部细菌吸入可大大增加肺炎的发生概率，故应鼓励患者坚持晨起及睡前刷牙、进餐前后漱口。口唇发生疱疹时，局部涂抗病毒软膏，防止继发感染。避免食用刺激性食物，进食时要求细嚼慢咽，以免食物呛吸入肺内。避免受凉、过度劳累、酗酒等诱因，平时应根据气候变化，注意防寒保暖，随时添加衣褥，预防肺炎发生。

（3）康复指导：指导老年人适当锻炼身体，坚持呼吸功能锻炼，如有效咳嗽、腹式呼吸、缩唇呼吸、呼吸操等训练，改善肺功能。此外，可配合步行、登楼梯、体操等全身运动，以提高老年人的通气储备。指导长期卧床的老年人应经常变换体位，创造条件去户外呼吸新鲜空气和晒太阳。

（4）定期随访：嘱患者及其家属在患者出现发热、咳嗽、咳痰、胸痛，或出现不明原因的消化道症状、乏力、呼吸加快、心率加快、意识改变等时应及时就医。

5.（1）老年性肺炎。

（2）体温过高：与肺部感染有关。

（3）护理措施：①一般护理：保持病室内空气新鲜、流通及适宜的温/湿度，卧床休息，减少活动。②饮食护理：维持合理的饮食和水的摄入。给予高热量、高蛋白、高维生素饮食，少量多餐，多进食新鲜的蔬菜、水果。保证水的摄入量，如无限制建议每天饮水1500mL以上，以保证呼吸道黏膜的湿润和促进病变黏膜的修复，利于痰液的稀释和排出。③病情观察：护士应注意密切观察患者的生命体征，有无精神和意识状态的改变，注意患者的咳嗽咳痰情况，有无早期休克征象发生，如烦躁不安、面色苍白、脉搏细速、血压下降等；记录患者的出入量，注意出入量平衡；监测血氧饱和度和动脉血气分析，综合评估患者的精神状况、尿素氮、血压、呼吸频率、氧合指数，可预测老年性肺炎的严重性。④对症护理：使用物理降温的方法逐渐降低体温，不大剂量使用阿司匹林或其他解热镇痛药物，防止患者大量出汗，造成虚脱。降温过程中注意及时为患者擦汗、更换衣服、避免受凉。⑤心理护理：老年性肺炎患者往往会出现焦虑与恐惧心理，护士应注意主动倾听患者的主诉，理解患者的需要，及时提供支持与帮助。⑥中医护理：一般用疏风清热、解毒消肿、散结利咽等治则，根据症状采用中医护理技术，如咳嗽、咳痰，可遵医嘱耳穴贴压，取肺、气管、神门、皮质下等穴位，也可采用中药雾化吸入等；肺脾气虚证患者宜食健脾补肺的食品，如山药、百合、薏苡仁、核桃、胡萝卜、鸡肉等；教会患者按摩印堂、迎香、合谷、内关、足三里、三阴交、涌泉等穴位，以促进气血运行，增强体质。

6.（1）患者应将血压控制在140/90mmHg以下。

（2）老年高血压患者的用药原则：①治疗前检查有无直立性低血压。②从小剂量开始，逐渐递增。③尽可能使用每日1次、24小时持续降压作用的长效药物，有效控制夜间和清晨血压。④若单药治疗疗效不满意，可采用两种或多种低剂量降压药物联合治疗以增加降压效果，单片复方制剂有助于提高患者的依从性。但不推荐衰弱老年人和年龄≥80岁高龄老年人初始联合治疗。⑤避免药物间的相互作用，尤其诸如非甾体抗炎药等非处方药。⑥观察有无药物不良反应：如虚弱、眩晕、抑郁等。⑦为防止血压降低过快、过低或波动过大，应随时监测血压。采用24小时血压监测评价药物疗效。

（3）对该患者的健康指导：

①知识宣教：对患者进行高血压相关知识的宣教，让其明确监测血压、坚持治疗的重要性，养成定时、定量服药，以及定时、定体位、定部位测血压的习惯。

②生活指导：减轻体重，可通过减少总热量摄入和增加体力锻炼的方法减重，保持理想体重指数$20.0 \sim 23.9 kg/m^2$。膳食调节，减少膳食脂肪，补充优质蛋白，增加含钾多、含钙高的食物。减少食盐的摄入，多食蔬菜和水果，每餐不宜过饱。戒烟限酒。精神调适，保持乐观心态，提高应对突发事件的能力，避免情绪过分激动。劳逸结合，生活规律，保证充足的睡眠，避免过度脑力劳动和体力负荷。

③运动指导：适当运动有利于血压下降，提高其心肺功能，选择有氧运动，强调中

小强度、较长时间、大肌群的动力性运动，如步行、慢节奏的交谊舞、重心不太低的太极拳等。

④定期随访：家庭自备血压计，每天由家人定时测量血压并记录，尤其是在有自觉症状或情绪波动时，应及时测量，发现血压高于正常应及时补充必要的药物或到医院就诊。另外，还需定期复诊检查尿常规、血液生化、心电图及眼底等。

7. 对症护理：

（1）意识障碍：做好日常生活护理，保持床单清洁、干燥，定时翻身、拍背，按摩骨突处，预防压疮；做好大小便护理，防止泌尿系统感染；注意口腔卫生，预防感染。谵妄躁动者，应加强护栏防护，以防坠床，必要时使用约束带。慎用热水袋，以防烫伤。

（2）肢体活动障碍：加强患肢保护，置患肢于功能位，指导患者或家属协助患肢的被动运动。注意活动时的安全防护，地面要防滑防湿，走廊、卫生间设置扶手，防止患者跌倒。外出时要有人陪护。

（3）语言沟通障碍：护理人员与患者交流时，语速要慢，仔细倾听。鼓励患者通过多种方式向医护人员或家属表达自己的需要，可借助卡片、笔、本、图片、表情或手势等提供简单而有效的双向沟通方式。对于运动性失语的患者尽量提出简单的问题，让患者回答"是""否"或点头、摇头示意。鼓励患者开口说话，语言功能训练时，可先从单音节开始，逐步过渡到多音节发音的训练，先练习单词的语音，再读复杂词组，最后到简单句子的练习，循序渐进，直到发音准确。

（4）吞咽障碍：进食时宜取坐位或半卧位，药物和食物宜压碎，以糊状食物缓慢从健侧喂入，必要时鼻饲流质。床旁备吸引装置，如果患者误吸或呛咳，应立即让患者头偏向一侧，及时清理口鼻分泌物和呕吐物，预防窒息和吸入性肺炎。

（5）预防并发症：指导老人在急性期生命体征平稳时就进行被动运动，鼓励早期下床活动，日常生活活动尽量自己动手，必要时予以协助，尤其做好个人卫生，积极预防坠积性肺炎、泌尿系统感染、失用综合征等并发症的发生。

8. （1）知识宣教：通过宣教使患者及其家属了解老年心绞痛的发生、病因、护理与康复等内容，控制病情发展，恢复、维持和增强患者躯体社会功能。

（2）生活指导：生活方式的改变是治疗的基础，应指导患者合理膳食、戒烟限酒、适量运动和自我心理调适等。告知患者及家属过劳、饱餐、情绪激动、用力排便、寒冷刺激等都是心绞痛发作的诱因，应注意尽量避免。

（3）用药指导：指导患者出院后遵医嘱服药，不可擅自增减药量，自我监测药物不良反应。外出时随身携带硝酸甘油以备急需。硝酸甘油见光分解，应置于棕色瓶内存放于干燥处，以免潮解失效，且开封后6个月需更换1次。

（4）定期随访：教会患者及其家属心绞痛发作时的缓解方法，胸痛发作时应立即停止活动且舌下含服硝酸甘油。如连续含服硝酸甘油3次仍不缓解，或心绞痛发作比以往频繁、程度加重、疼痛时间延长，应及时就医，警惕心肌梗死的发生。定期复查心电图、血压、血糖等。

9.（1）低血糖。

（2）①告知老人及其家属有关低血糖反应的诱因及临床表现，如一旦出现心悸、头晕、出汗、软弱无力、肌肉颤抖等低血糖反应时，应尽快给予糖分补充，如随身携带甜饼干、糖果、巧克力、含糖饮料等，以解除脑细胞缺糖症状。

②告知患者和家属不能随意更改和增加降糖药物及其剂量，活动量增加时，要减少胰岛素的用量并及时加餐。

③普通胰岛素注射后应在 30 分钟内进餐。

④外出时随身携带糖尿病卡，卡片上注明姓名、年龄、家庭住址、联系方式、疾病诊断、使用的药物名称等，以便发生意外时，其他人发现后可帮助及时处理。

（3）糖尿病属于慢性非传染性疾病，可以申请国家慢性病门诊补助，申请成功后当年有效，可以按照一定比例报销当年的门诊检查费用和药费。

10.（1）骨质疏松症并发骨折。

（2）①指导缓解疼痛的方法，通过卧床休息，使腰部软组织和脊柱肌群得到松弛可显著减轻疼痛。休息时应卧于加薄垫的木板或硬棕床上，仰卧时头不可过高，在腰下垫一薄枕。必要时可使用背架、紧身衣等限制脊柱的活动度。也可通过洗热水浴、按摩、擦背以促进肌肉放松。应用音乐治疗、暗示疏导等方法对缓解疼痛也是很有效的。对疼痛严重者可遵医嘱使用止痛剂、肌肉松弛剂等药物。②用药护理，碳酸钙、葡萄糖酸钙等，注意不可与绿叶蔬菜一起服用，防止因钙鳌合物形成而降低钙的吸收，使用过程中要增加饮水量，通过增加尿量减少泌尿系统结石形成的机会，并防止便秘。③生活指导，指导老人学会各种营养素的合理搭配，尤其要指导多摄入含钙及维生素 D 丰富的食物。戒烟酒，避免咖啡因的摄入，少饮含碳酸饮料，少吃糖和食盐。指导患者维持良好姿势，改变姿势时动作应缓慢，必要时建议患者使用手杖或助行器，以增加其活动时的稳定性。④预防并发症，尽量避免弯腰、负重等动作，同时加强跌倒预防的宣传教育和防护措施，如家里光线应充足，地面避免光滑或潮湿，卫生间和楼道安装扶手等。⑤指导患者选择舒适、防滑的平底鞋，裤子或裙子不宜过长，以免上下楼梯时踩地摔倒。⑥日常用品放在方便拿取之处。⑦坚持做主动的关节活动训练，定期检查以防止并发症的再次出现。

（3）护士甲的态度热情，积极宣教，一定程度上可以拉近护患之间的关系，且能够观察到患者的情绪问题并给予关怀。但是也存在一些不足，如没有结合患者当下情况宣教，忽略其腰部疼痛而盲目鼓励其活动；在药物宣教时较为敷衍，没有详细解释为患者释疑，最终患者不得已转而求助医生。对我们的启示：在临床护理中，对于诸如骨质疏松症等慢性疾病的患者，一定要结合当下的现状进行护理，给予患者具有针对性的健康教育；另外老年患者搜索信息能力不强，需要护士耐心完成进行治疗和护理的解释工作，同时护士也要不断精进业务能力，掌握基础和专科常见药物和操作的原理及作用。

11.（1）①慢性疼痛：与关节退行性变引起的关节软骨破坏及骨板病变有关。②躯体活动障碍：与关节疼痛、畸形有关。③有孤独的危险：与躯体活动受限导致不能与外界交往有关。

（2）①一般护理：患者处于急性发作期，应限制关节的活动，待病情平稳后，应坚持运动锻炼，且在饮食上应尽量减少高脂、高糖食品的摄入，从而达到减肥的目的。②减轻疼痛：在卧床休息的基础上，配合局部理疗与按摩，可有一定的镇痛作用。③功能锻炼：在急性期时练股四头肌的伸缩活动，病情平稳后，再练伸屈及旋转活动。④增强自理：运用辅助器具以保证或提高老年人的自理能力。⑤用药护理：严格遵医嘱服药，且用药期间应加强观察，注意监测 X 线片和关节积液。

（3）鼓励患者参加病友活动，接受骨关节病的宣教，增进病友交流，同时提升患者对于疾病的认知程度，更好地适应疾病状态及做到配合治疗；为老人安排有利于交际的环境，如床距窗户应较近，窗户的高度应较低，房间应在老人活动中心的附近等；经常邀请老人的好友到家里聚会，增加其与外界互动的机会；与子女沟通，嘱咐其多关心患者的情绪变动。

12.（1）帕金森病。

（2）康复训练指导：①向患者及其家属讲解康复训练的重要性。②肌肉按摩：如指导患者学会轻揉按摩面部、四肢、腹部肌肉及足底，手掌穴位，每日 4 ~ 6 次，每次 30 分钟。按摩后肌张力减低，可进行运动锻炼。③平衡训练：双足分开 25 ~ 30cm 向左右前后移动重心，保持平衡，躯干和骨盆左右旋转，并使上肢随之进行大幅度摆动，以此姿势锻炼平衡能力。④步态训练：患者双眼直视前方，身体直立，起步时足尖要尽量抬高，先足跟着地，再足尖着地，跨步要尽量慢而大，同时两上肢前后摆动。⑤手部锻炼：经常伸直掌指关节，展平手掌，将手掌放在桌面上，尽量使手掌接触桌面，反复练习手指分开和合拢的动作。⑥语言训练：坚持练习舌头重复地伸出和缩回，快速地左右移动，并沿口唇环行尽快地运动舌尖，重复数次，反复地做张嘴闭嘴动作。鼓励患者坚持进行大声朗读和唱歌练习。⑦面部动作锻炼：帕金森病患者面部肌肉僵硬，导致面部表情呆板，可以尽量做皱眉动作，然后用力展眉。也可以做鼓腮锻炼，反复做露齿和吹口哨动作，或者对着镜子，做微笑、大笑等动作。⑧其他：如呼吸和身体放松锻炼，锻炼呼吸肌，每日练习深呼吸 4 ~ 6 次，每次 5 分钟。提肛法锻炼会阴部肌肉等。每晚用温水泡脚 15 ~ 20 分钟。⑨鼓励患者独立完成日常生活，如洗脸、刷牙、进食等。

（3）护理过程中的护理人文关怀：帕金森病病程长，症状逐渐加重，患者常有焦虑、失望、悲观等情绪，甚至回避社会交往。本案例中患者情绪低落，生活上过度依赖家人。护理人员在护理过程中应给予患者充分的关心和爱护，充分运用护患沟通技巧主动与患者沟通，密切注意患者情绪变化，及时解除负性情绪，耐心倾听患者的诉求，细心解释病因、发病过程、转归。尊重患者，鼓励患者完成力所能及的日常活动，积极参与各种娱乐活动，为其创造良好的治疗和休养环境，树立战胜疾病的信心。同时，对患者家属予以理解和支持，耐心指导家属学习疾病照顾技能，指导家属在日常护理中耐心倾听患者的需求，理解患者的不良情绪，从而帮助家属为患者建立愉快的生活氛围，提高患者的生活质量。

13.（1）均衡饮食：均衡摄取蛋白质、纤维素、维生素和矿物质，低盐、低动物性脂肪、低糖饮食，降低血脂，减少动脉硬化，减少血管性老年痴呆。美国康奈尔大学科研发现果汁中的酚具有抗氧化作用，能够阻止伤害性的物质和毒素进入神经细胞，从而保护神经细胞免遭破坏。含酚最多的水果是苹果，其次是香蕉和橙子。乙酰胆碱能增强记忆力，常吃富含胆碱的食物，如豆类及其制品、蛋类、花生、核桃、鱼、瘦肉等。B族维生素能有效地降低老年期痴呆的发病率，富含B族维生素的食物有贝类、海带等。

（2）减少铝质炊具的使用：铝与酸、碱、盐都可发生化学反应，常用铝质炊具加工或盛放含酸、碱、盐的食物，食物易被游离出来的铝元素污染。过量进入身体的铝会损害中枢神经系统，引起智力下降、反应迟钝，易导致痴呆。

（3）活动锻炼：锻炼和劳动能使血液循环加快，大脑供血量增加，脑细胞得到充足的营养和氧，大脑细胞活力增强，健脑防痴呆。维持腰部及足的强壮。活动手指，如经常写字、绘画、手工编织、转动健身球、弹奏乐器等，能直接刺激脑细胞，延缓脑细胞衰老，防止脑退化。

（4）勤动脑：活到老学到老，勤动脑，大脑接收信息刺激多，保持脑细胞活力和精力旺盛。退休后应该安排一定看书学习的时间，让头脑得到活动机会，保持大脑的灵活性。但要劳逸结合，避免过度操劳和精神紧张，充分休息，情绪稳定，积极乐观，使血压稳定。

（5）遵医嘱用药调节：六味地黄丸，具有抗衰老、抗氧化、增强记忆力、改善健忘的作用，对预防老年痴呆有一定的作用。服用雌激素，可延缓女性老年痴呆的发病年龄和减轻症状。

第十章

一、选择题

A1 型题

1. A 2. A 3. C 4. E 5. D 6. E 7. C 8. C 9. E 10. C 11. A 12. C 13. A

A2 型题

1. A 2. D 3. B 4. B 5. D 6. E 7. E 8. C 9. C 10. B 11. E 12. C

B 型题

1. B 2. D 3. C 4. A 5. B 6. C 7. D 8. A 9. B 10. D 11. C 12. A

二、名词解释

1. 临终关怀：临终关怀是一种特殊的卫生保健服务，指由医生、护士、心理工作者、社会工作者、宗教人士和志愿者等多学科、多方面的专业人员组成的临终关怀团队，对临终患者及其家属提供全面的照顾，使临终患者无痛苦、舒适、安宁和有尊严地度过人生最后旅程。

2. 死亡教育：死亡教育是死亡相关知识社会化、大众化的过程，是引导人们科学、人道地认识死亡及对待死亡的过程。

3. 安宁疗护：对那些患有无法治愈的疾病的患者提供积极的整体护理，从疾病诊断一开始就将根治疾病与舒缓疗护相结合，通过早期识别、积极评估、有效控制疼痛和其他症状，处理患者心理、社会、精神和宗教方面的一系列困扰，最大可能地改善患者及其家属的生活质量。

4. 昏迷：昏迷是严重的意识障碍，表现为持续性意识完全丧失，是高级神经活动的高度抑制状态，也是脑衰竭的主要表现之一。

5. 居丧照护：居丧照护是指运用医学心理学等多学科理论为指导，以良好的护患关系为桥梁，向临终老年人的家属提供哀伤辅导支持，协助家属处理好后事，帮助丧亲者重新开始正常生活。

6. 哀伤辅导：哀伤辅导又称为悲伤辅导，是协助人们在合理事件内，引发正常的哀伤（指遭遇失落后常见的许多感觉和行为），健康地完成哀伤任务。

三、填空题

1. 否认期、愤怒期、协议期、忧郁期、接受期

2. 全人、全家、全程、全队、全社区照顾

3. 天津医学院

4. 疼痛、厌食或食欲不振、口腔症状、意识障碍

5. 高活动性谵妄、低活动性谵妄

6. 自助原则、针对性原则、互动原则

7. 麻木、渴望、颓丧、复原

8. 口服、定时（按时间间隔规律给药）、按阶梯、个性化、注意具体细节

四、简答题

1. 提高临终者生存质量；减轻临终者家庭照料负担；优化利用和合理分配医疗资源；促进社会文明进步。

2. 提供照护为主；采取舒适治疗；注重心理护理；提倡伦理关怀；全社会参与。

3. 适当触摸；耐心倾听和交谈；家属陪护；保持社会联系；宣传优死意义。

4. 谵妄主要原因包括药物、电解质平衡紊乱、肝衰竭、肾衰竭、原发性或转移性脑肿瘤、贫血、缺氧、感染等。昏迷是由于大脑皮质及皮质下网状结构受损或功能障碍导致。

5. 建立信任关系；宣泄情绪；重建关系；创造支持性环境。

6. 安慰及支持；诱导发泄；建立新的生活方式；鼓励再婚。

五、论述题

1. 两者的联系：安宁疗护肇始于临终关怀，但不完全等同于后者。前者贯穿进展性疾病始终，由前期的安宁疗护、患者临终阶段的安宁疗护（临终关怀）及患者死后

对家属的哀伤辅导形成连续的统一体，后者只是前者的一部分。

两者的区别：①概念上不同：安宁疗护在概念上明确强调了尊重生命，临终关怀暗含否定论和消极性。②理念上不同：临终关怀更强调"优死"，接受者必须放弃癌症治疗；安宁疗护不但强调"优死"，更强调"优活"。③服务对象的区别：临终关怀的主要对象是终末期患者；安宁疗护对预期生存期没有严格的限制，从患者诊断为不可治愈疾病开始到生命垂危，随时可以成为安宁疗护的对象。

2.（1）科学地认识死亡。死亡是生命的停止，是不可避免的，但是生活的法则却掌握在生者手中，因而老年人要勇敢地正视死亡。

（2）正确地对待疾病。疾病危及人的健康和生命，与疾病做斗争，某种意义上就是与死亡做斗争。积极的心理活动有利于提高机体的免疫功能，良好的情绪和充足的信心有助于战胜疾病。

（3）树立正确的生命观。任何人来到这个世界上都不是为了等待死亡，生活、学习、工作、娱乐等才构成了人生的意义。因此，树立正确的人生观、价值观对每个人来说至关重要。

（4）做好充分的死亡心理准备。当人们步入老年期以后，面临的是走向人生的终点——死亡。认识和尊重临终者的生命价值，这对于临终的老年人非常重要，这正是死亡教育的真谛所在。

3.（1）记录有关疼痛评估的数据，根据疼痛的类型和程度选择恰当的止痛药物。

（2）药物剂量要逐渐增加到足以控制疼痛又不发生令人难以忍受的不良反应。

（3）首选口服给药，其次含服给药、舌下给药、皮下给药，尽量避免肌内注射给药。

（4）持续性疼痛者可定时给予缓释或长效阿片类药物，突发性疼痛者可给予短效药物。要告知患者和家属有关阿片类药物的不良反应，如恶心、便秘、意识错乱等，以免产生恐慌。

（5）如果患者24小时需要的药物剂量超过了3倍有效剂量，可相应增加基础药物用药剂量，对于突发性疼痛可只给予一种镇痛药物。

（6）由于镇痛药物均有不同程度耐药性，故应变换使用不同的阿片类药物及不同的类镇痛药物。

（7）对阿片类药物产生抵抗的神经性疼痛，可增加辅助药物的使用。

（8）在开始使用阿片类药物治疗时，要制订一个恰当的用药计划。有些药物是应该尽量避免的，如哌替啶经常使用可导致刺激性代谢产物累积。

（9）疼痛的非药物控制应该是所有疼痛控制中不可忽视的一部分。

（10）遵循舒适原则，积极提高临终疼痛患者的生活质量；遵循综合治疗原则，合理选择药物疗法、放疗、化疗、中医针刺疗法、神经阻滞疗法、心理行为干预等综合控制疼痛；遵循全面照护原则，为临终疼痛患者提供全面照护，包括医疗照护、高质量护理、心理辅导、社会支持。

4. （1）口臭：遵医嘱治疗口腔炎症，如治疗鹅口疮、牙周病等，处理舌苔异常的问题，加强口腔护理，保持口腔清洁。可让临终老年人咀嚼口香糖等，去除异味。舌苔可用牙刷或刮勺清理。漱口时可选用泡腾漱口液、1%过氧化氢漱口液，如持续性口臭怀疑细菌感染者可选用甲硝唑漱口液。

（2）口腔干燥：口腔干燥严重时可通过药物治疗来缓解，同时联合饮食调节可发挥更好的效果。遵医嘱给予毛果芸香碱5mg，每日3次，刺激唾液分泌。中医中药促进唾液分泌的方剂有麦门冬汤、白虎加人参汤、五苓散等，可辨证施治。饮食调节：适当饮水，补充液体，也可饮用含能量的果汁以同时增加能量摄入；咀嚼口香糖以刺激唾液分泌；定时漱口，用小冰块给老年人吸吮以保持口腔湿润；避免导致口腔干燥的酒精饮品、巧克力或香烟，由于乳制品可促进黏液分泌，应限制乳制品摄入，用豆类或米糊代替。加强口腔护理，预防口腔继发性细菌感染；适当停用某些导致口腔干燥的药物；使用加湿器增加病房中空气的湿度。

（3）口腔溃疡、感染：做好口腔护理，预防口腔继发性感染；饮食松软、清淡、易消化，如面食、蛋糕、牛奶等；禁食刺激性食物或饮料，如酒精、咖啡等；进食流质时可用吸管以避开口腔溃疡的部位；遵医嘱使用抗生素漱口液，如四环素漱口液；浅表溃疡可涂锡类散、西瓜霜、冰硼散等；溃疡疼痛可口含碎冰块，1%达克罗宁或外敷药膜。

5. （1）密切观察病情：注意临终老年人的生命体征、昏迷程度、瞳孔大小、肢体有无瘫痪、有无脑膜刺激征及抽搐等。若高热、脉搏逐渐减弱减慢、呼吸不规律、血压波动、瞳孔散大，提示病情危重。详细记录以上各项观察指标，随时分析，及时通知医生并处理。

（2）改善病室环境：条件允许者，置患者于单人间，减少探视，保持温度在22～25℃，相对湿度为60%～70%，每日开窗通风2次，每次30分钟以上，做好病房清洁，以减少感染。

（3）保持呼吸道通畅：临终老年人取平卧位，肩下垫高并使颈部伸展，防止舌根后坠阻塞气道。头偏向一侧，防止呕吐物误吸。准备好吸引器，适时吸痰，防止窒息。做好气管切开和使用呼吸机的准备。

（4）防止泌尿系统感染：尿失禁患者应勤换尿片，及时清洁会阴部，防止泌尿系统感染。长期尿潴留或尿失禁患者应留置尿管，做好尿管护理，每次更换尿管时应检查尿管是否通畅，记录尿量、颜色及性状，定期做尿培养；间歇性夹闭尿管以锻炼膀胱功能；意识清醒后及时撤掉尿管并诱导临终老年人自行排尿。

（5）保持大便通畅：昏迷患者如有不安表情或轻微躁动，应考虑有便意，可提供便器。如便秘3天可使用开塞露或缓泻剂，保持大便通畅，以防止患者排便时用力导致颅内压增高。大便失禁时做好肛周及会阴部的清洁护理。

（6）做好口腔、眼睛、皮肤护理：每日做2次口腔护理，观察口腔黏膜有无破溃及感染，口唇干燥者可涂液状石蜡；张口呼吸者可用消毒湿巾覆盖口鼻；及时清洗眼部，防止角膜炎的发生，眼睑不能闭合者用消毒油纱覆盖，并涂以抗生素软膏保护角膜；按时整理床单位，定时翻身，每日皮肤护理2次，按摩易受压部位，做好肛周及会阴部护理，必要时涂以保护性润滑油，预防压疮的发生。

（7）预防坠积性肺炎：观察患者体温、呼吸，以及痰的性质、量、颜色变化；为患者翻身时可同时拍背，吸痰时严格执行无菌操作。

（8）加强营养及安全保护：鼻饲高蛋白、高维生素流质饮食，保证每日能量供给。做好鼻饲护理。昏迷患者出现抽搐时，应专人护理；加装床栏，防止患者坠床；口腔内加用牙垫，以免舌咬伤；将患者头偏向一侧，防止误吸；解开患者衣领以减少呼吸阻力。

6.（1）忧郁期。

（2）尊重老年人的民族习惯，了解老年人的职业、性格、社会文化背景，重点了解老年人原来对死亡的看法，现在面对死亡时最恐惧、担心和忧虑的是什么，尽可能满足老年人的临终愿望；谨言慎语地与老年人和家属探讨生与死的意义，有针对性地进行精神安慰和心理疏导；帮助老年人正确认识和对待疾病和生命，克服懦弱的思想，使老年人坦然面对可能的死亡。

7.（1）处于渴望阶段。

（2）①安慰及支持；②诱导发泄；③建立新的生活方式。

（3）①传承中华民族尊老、敬老、爱老的优秀传统，重视老年人的心理状况。②专业的技术以及强烈的责任心。③人文关怀能力等。

第十一章

一、选择题

A1 型题

1. A　2. E　3. D　4. B　5. A　6. D　7. B　8. B　9. B　10. E　11. A　12. D　13. D　14. C　15. A　16. C

A2 型题

1. D　2. E　3. C　4. C　5. C

B 型题

1. A　2. E　3. D　4. A　5. B

二、名词解释

1. 穴位按摩：穴位按摩是以按法、点法、推法、叩击法等手法作用于经络腧穴，具有减轻疼痛、调节胃肠功能、温经通络等作用的一种操作方法。

2. 艾条灸法：艾条灸法是将点燃的艾条悬于选定的穴位或病痛部位之上，通过艾的温热和药力作用刺激穴位或病痛部位，达到温经散寒、扶阳固脱、消瘀散结、防治疾病作用的一种操作方法。

3. 药熨法：药熨法是将中药加热后装入布袋，在人体局部或一定穴位上移动，利用温热之力使药性通过体表透入经络、血脉，从而达到温经通络、行气活血、散寒止痛、祛瘀消肿等作用的一种操作方法。

4. Bobath 握手法：双手手指交叉，患手拇指置于健侧拇指之上的握手法。

5. 良肢位：良肢位是为了保持肢体的良好功能而将其摆放在一种体位或姿势，是从治疗护理的角度出发而设计的一种临时性体位。

三、填空题

1. 60～70℃、50℃

2. 温和灸、雀啄灸、回旋灸

3. 冷水

4. 支撑体重、保持平衡、提高行走能力

5. 使用者身高减去 41cm

6. 双侧桥式运动、单侧桥式运动、动态桥式运动

7. 瞬时记忆训练、短时记忆训练、长时记忆训练

四、简答题

1. 各种急慢性疾病所致的痛症，如头痛、肩颈痛、腰腿痛、失眠、便秘、局部感觉迟钝等症状。

2. ①护理人员帮助老年人站立并站在其背后，用双手臂由腋下环绕老年人的腰部。②一手握拳头，将拳头大拇指一侧放在老年人的胸廓下段与脐上的腹部部分。③另一手抓住拳头并将肘部张开，用快速向上的冲击力挤压老年人的腹部。④反复重复第③步，直到食物吐出。

3. 一侧腋杖和对侧腿同时迈出，然后迈出另一侧腋杖和腿。

4. 患者仰卧位，Bobath 式握手，或健手握住患手手腕，屈膝，健腿插入患腿下方。交叉的双手伸直举向上方，做左右侧方摆动，借助摆动的惯性，让双上肢和躯干一起翻向健侧。

5. 首先在移位的前后对老年人的皮肤、肌肉、关节进行相应评估，及时预防和发现损伤。在移位前应给老年人穿上外衣，注意保暖。移位过程中避免使用蛮力，重复掌握辅助工具的操作，利用自己的重心转移帮助老年人移位，将老年人靠向自己并注意节力，无法独立完成移位时可以两人同时操作。此外，在移位过程中要体现人文精神，关心老年人的心理，对于能够配合或者部分自理的老年人提供帮助，鼓励其独立移位；对于无法独立完成的老年人，给予安慰和情绪疏导。

五、论述题

1.（1）穿衣时，先穿患侧，后穿健侧；脱衣时先脱健侧，后脱患侧。

（2）老年人坐于床边，双足着地平放。轮椅放置于老年人健侧，与床铺成45°，刹住轮椅的手闸，若轮椅扶手可卸，卸下近床侧扶手，向两侧翻开脚踏板。护理人员面向老年人站立，双膝微屈，腰背挺直。双足放在患足两侧，用双膝内外固定老年人的患侧

膝盖，防止患侧下肢屈膝或足向前移动。一手从患侧腋下穿过放在患侧肩胛上，抓住肩胛骨的内缘，同时让患侧前臂搭在自己肩上。另一手托住健侧上肢，使老人躯干前倾，顺势使老年人身体重心移动至足前掌部位，直到老年人的臀部抬离床面，嘱咐老年人抬头。引导老年人转身，使他的臀部转向轮椅坐下并尽量向后坐，护理人员调整老年人姿势使得坐位舒适稳定。

2.（1）老年期痴呆，认知功能障碍。

（2）生活照护，包括饮食、安全、休息与活动等方面；另外李某搬到新环境，女儿要带其认识新环境，环境内的布置应保持固定做好标记；帮助李某进行记忆训练，包括瞬时、短时和长时训练，延缓记忆衰退；通过拼图游戏、物品归类、听故事后提问等智力训练方式锻炼思维、分析、综合等能力；平时在商场结账时可以鼓励李某完成账目计算，或者鼓励其管理简单的家庭账目；通过陪伴、鼓励、音乐等心理疏导方式，帮助李某稳定情绪。